ÉTUDE SUR DIVERSES FORMES

DE

SCLÉROSE HÉPATIQUE

ET

LEURS CARACTÈRES DIFFÉRENTIELS

PAR

Le Docteur A. SURRE,

Lauréat de la Faculté de médecine de Paris.

Conscientiâ et scientiâ.

PARIS

LIBRAIRIE V. ADRIEN DELAHAYE ET Cie, ÉDITEURS

PLACE DE L'ÉCOLE DE MÉDECINE

1879

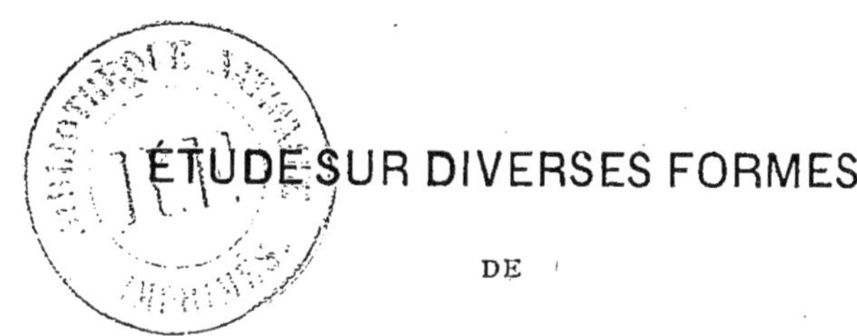

ÉTUDE SUR DIVERSES FORMES

DE

SCLÉROSE HÉPATIQUE

ET

LEURS CARACTÈRES DIFFÉRENTIELS

Conscientiâ et scientiâ.

ÉTUDE SUR DIVERSES FORMES

DE

SCLÉROSE HÉPATIQUE

ET

LEURS CARACTÈRES DIFFÉRENTIELS

PAR

Le Docteur A. SURRE,
Lauréat de la Faculté de médecine de Paris.

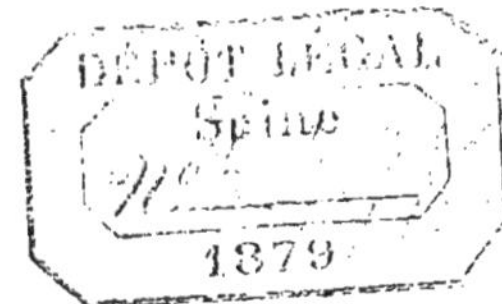

Conscientiâ et scientiâ.

PARIS
LIBRAIRIE V. ADRIEN DELAHAYE ET Cie, ÉDITEURS
PLACE DE L'ÉCOLE DE MÉDECINE

1879

ÉTUDE SUR DIVERSES FORMES

DE

SCLÉROSE HÉPATIQUE

ET

LEURS CARACTÈRES DIFFERENTIELS

INTRODUCTION.

I. ANATOMIE.

Organe de nutrition et de sécrétion, le foie est situé sur le trajet de la veine porte qui prend ses racines dans tous les viscères abdominaux qui concourent à la digestion. Il occupe l'hypochondre droit qu'il remplit entièrement.. Il mesure en moyenne, chez l'adulte, 28 cent. dans son plus grand diamètre transversal, 20 cent. d'avant en arrière, et 6 dans son diamètre axillaire. Son poids moyen est de 1400 à 1500 gr. Sa surface est lisse partout où il est revêtu par le péritoine, grenue dans les endroits où il en est dépourvu. Cette surface a une couleur rouge brun, plus ou moins foncée, et présente un aspect marbré dû aux lobules hépatiques.

Il est en effet constitué par un amas de lobules suspendus aux vaisseaux d'un certain calibre; il nous suffira donc de connaître la structure d'un lobule hépatique pour connaître la structure du foie.

Les lobules sont des petits corps polyédriques à cinq ou six facettes, configurés de manière à se mouler sur les facettes des granulations environnantes sans laisser le moindre vide. Ils sont la partie active, la partie vivante, en un mot l'organe sécréteur de cette glande.

Il n'existe qu'un seul ordre de lobules. Ils sont simplement juxtaposés et conservent leur indépendance. Ils sont séparés les uns des autres par un intervalle égal à peu près au quart de leur diamètre, et rempli par les vaisseaux allant se ramifier sur leur périphérie, ou émanant de leur épaisseur. Bien que parfaitement distincts et indépendants, ils affectent donc entre eux les relations les plus multipliées et les plus intimes.

Leur diamètre est d'un milimètre ; leur nombre, dans un foie de moyenne grosseur, s'élèverait d'après M. Sappey à douze cent mille. Chaque lobule est abordé à la périphérie par plusieurs veines interlobulaires (veine porte) qui se divisent en étoiles à nombreux rayons et d'où se détachent des capillaires centripètes qui, après avoir échangé des anastomoses transversales et obliques, vont se collecter au centre du lobule où nait l'unique veine *intra-lobulaire*, origine des veines sus-lobulaires, origines elles-mêmes des veines sus-hépatiques.

Les lobules du foie se composent de *cellules* en nombre très-considérable, puisque l'auteur consciencieux et savant que nous venons de citer en compte 310,000 environ dans 1 millimètre cube, qui équivaut à peu près au volume des lobules. Les cellules hépatiques sont échelonnées, sans offrir dans leur arrangement une très-grande régularité, autour des capillaires sanguins qui convergent de la circonférence au centre du lobule. C'est pourquoi, sur une coupe, elles semblent disposées en séries linéaires offrant une convergence analogue. Elles présentent un diamètre moyen de 0mm 02. Elles sont constituées par une membrane extrêmement mince et par un contenu qui comprend : un noyau pourvu d'un ou deux nucléoles ; une substance granulée transparente et d'une consistance semi-liquide que Cl. Bernard a nommée *matière glycogène ;* des granulations jaunâtres et des granulations graisseuses.

Un lobule est donc une réunion de cellules hépatiques dont l'ensemble a un volume moindre que celui d'un grain de millet. Au centre de cette masse est située la veine intralobulaire ou veine hépatique dont le diamètre égale le cinquième, et quelquefois même le quart de celui du lobule. A ce vaisseau convergent comme à un centre de trois à cinq branches. Ce sont les premières radicules des veines hépatiques.

Les capillaires étendus des branches interlobulaires aux radicules de la veine intralobulaire forment un réseau dont chaque maille renferme une ou plusieurs (2 ou 3) cellules hépatiques. C'est par ce réseau capillaire que la veine porte se continue avec les premières radicules des veines hépatiques.

Cette disposition nous explique pourquoi sur une coupe perpendiculaire à la veine intralobulaire, les capillaires paraissent rayonner autour d'un point central constitué par le calibre de cette même veine, tandis que la circonférence est représentée par la veine porte. Ces capillaires ont été comparés aux rayons d'une roue et appelés pour cela vaisseaux radiés.

Si la coupe est parrallèle au grand axe du lobule, celui-ci peut être comparé à une feuille de chêne portée par son pétiole ; la veine intralobulaire étant la nervure principale de la feuille. (Charcot.)

Dans les espaces interlobulaires, à chaque ramuscule veineux correspondent toujours un ramuscule *biliaire* et un ramuscule de l'*artère hépatique*. Les ramuscules artériels s'appliquent sur les lobules, disparaissent dans leur épaisseur où ils vont se continuer avec les premières radicules des veines hépatiques.

Des *vaisseaux biliaires intralobulaires* cheminent entre les cellules hépatiques ; il y en a un sur toutes les faces par lesquelles deux cellules se correspondent. Parvenus à la périphérie des lobules, les capillaires biliaires se continuent avec les dernières ramifications du canal hépatique.

Considérée dans son ensemble, la veine porte peut être comparée au mûrier des haies (*morus nigra*) dont les fruits seraient disposés en grappes très-serrées. Au tronc de l'arbre correspond le tronc de la veine porte dont les racines plongent dans les villosités intestinales pour y puiser un sang mélangé de chyle. A ses branches sont suspendus les *acini* formés de lobules comme la mûre est composée de petits fruits pressés les uns contre les autres, mais séparables. Cette comparaison suffit pour faire comprendre la disposition qu'affectent les lobules par rapport à la veine porte. On pourrait pour la rendre plus exacte, la pousser plus loin et rapprocher les calices accrus et succulents du réseau biliaire et veineux extralobulaire; le mésocarpe du lobule et la cavité de l'endocarpe de la veine intralobulaire.

Enveloppes du Foie. — Ces divers éléments sont réunis et soutenus à la fois par une *tunique fibreuse* qu'on a dénommée à juste titre la charpente du foie. Elle constitue l'enveloppe immédiate de cet organe. De sa face interne partent des prolongements celluleux qui s'interposent aux granulations et forment à chacune d'elles une enveloppe peu distincte qui envoie même des trabécules dans l'épaisseur des lobules. Mince et demi-transparente, elle est néanmoins assez résistante.

Parvenue dans le sillon transverse. après avoir fourni au foie une enveloppe générale, elle envoie autour des ramifications de la veine-porte, de l'artère hépatique et des canaux biliaires, des prolongements canaliculés qui, se divisant et se subdivisant comme les vaisseaux, se perdent en grande partie, dans l'espèce humaine, avant d'arriver à la périphérie des lobules. Ces prolongements que la membrane propre envoie dans l'intérieur de l'organe constituent la *capsule de Glisson.*

Par leur surface interne, ces gaînes adhèrent aux vaisseaux à l'aide d'un tissu cellulaire assez lâche pour ne point empêcher ces vaisseaux de s'affaisser lorsqu'ils ne sont plus distendus par le sang. Par leur surface externe, elles adhèrent étroitement au tissu de la glande par l'intermédiaire de prolongements fibreux qui s'entre-croisent sous toutes sortes de directions et forment aux granulations profondes une enveloppe analogue à celle que nous avons vue émaner de la membrane propre.

Il en résulte que le foie est traversé dans toutes les directions par des prolongements celluleux très-déliés, vaste réseau dans lequel les granulations sont contenues. Il est important de remarquer que l'enveloppe celluleuse du foie, de même que les prolongements qu'elle envoie dans l'épaisseur de l'organe, est composée de faisceaux entre-croisés de tissu conjonctif, et renferme de nombreuses fibres élastiques très-fines. On n'y trouve aucun élément musculeux.

Au-dessus de cette tunique fibreuse du foie est l'*enveloppe commune* ou *péritonéale* qui fait défaut sur certains points. Par sa face profonde, elle s'applique à la précédente qui lui est unie de la manière la plus intime. Sa face externe est lisse et humide, comme celle de tous les organes revêtus par le péritoine.

II. PHYSIOLOGIE.

Le foie est investi d'une double fonction. Il est préposé à la sécrétion de la matière glycogène et de la bile. D'après certains physiologistes, il serait même chargé de former les globules du sang.

La veine porte transmet au foie un sang riche en carbone qui revient de toute la partie sous-diaphragmatique du tube digestif, du pancréas, de la rate, et des nombreux ganglions lymphatiques de l'abdomen. Ses ramifications, plus volumineuses que les ramifications artérielles, prennent à la structure des lobules, une part beaucoup plus importante que celle qui appartient à l'artère hépatique. C'est la veine porte qui apporte aux lobules les éléments de la bile, tandis que l'artère hépatique a surtout pour usage de transmettre à ces lobules et aux conduits qui en partent les éléments de leur nutrition.

Le rôle de chacun de ces deux systèmes a été nettement tracé par les recherches récentes de Cohnheim et Litten. Ces expérimentateurs ont démontré que lorsque la veine porte est oblitérée, les ramifications que fournit l'artère hépatique peuvent suffire pour apporter au foie les matériaux nécessaires à sa nutrition, mais non à la sécrétion biliaire. Lorsqu'ils ont lié l'artère hépatique sur des lapins, ils ont vu survenir rapidement une nécrose partielle ou totale du foie.

La cellule hépatique élabore les éléments contenus dans le sang de la veine porte et retire de ce suc nourricier les matières premières des excréments biliaires qu'elle fabrique elle-même. Des canalicules intra-lobulaires ou inter-cellulaires rampant entre les cellules hépatiques, sans jamais se mettre en rapport avec les capillaires sanguins, conduisent la bile dans les canaux biliaires extra-lobulaires, d'où partent les canaux plus gros dont la réunion forme le canal dit hépatique.

La cellule hépatique fabrique la matière glycogène qui passe par voie d'endosmose dans les premières radicules des veines hépatiques et est versée dans la veine cave inférieure sous forme de glycose, à mesure des besoins de la combustion qui résulte du fonctionnement des tissus et se traduit à l'extérieur par la chaleur animale. Le rôle du foie en ce qui regarde les substances amyloïdes et le sucre peut se résumer ainsi : « Il retient fixe et modifie le sucre digéré dans l'intestin en l'amenant à l'état de *glycogène.* » Et encore « le foie empêche ou modère l'entrée de sucre alimentaire dans le sang » (Cl. Bernard).

On ne connaît pas bien le rôle que joue le foie relativement à la formation des globules rouges du sang où à l'élimination des débris de ces mêmes globules arrivés au terme de leur existence. On connaît un peu mieux le rôle de la cellule hépatique à l'égard de la graisse et l'on suppose volontiers : 1° qu'elle s'empare de celle des aliments pour l'emmagasiner et peut-être la modifier, la rendre plus oxydable ; 2° qu'elle en forme avec les matières albuminoïdes ; le résidu azoté étant l'urée qui, surtout pour la partie dérivée des aliments, pourrait bien réellement être formée dans le foie, c'est-à-dire par la cellule hépatique (Farabeuf) (1).

Toute altération de cellules hépatiques retentira conséquemment d'une manière fâcheuse sur la nutrition.

1° Les troubles de la fonction glycogénique rendront l'hématose défectueuse.

2° Divers désordres résulteront de la diminution de la sécrétion de la bile. En effet ce liquide est destiné à émulsionner les graisses. On croit qu'il fait contracter l'intestin et empêche la putréfaction des matières fécales. La bile se compose d'une matière colorante qui est éliminée et de sels

(1) *Cours d'histologie*, 1876, n° 13, p. 4.

alcalins. Ceux-ci, après avoir subi des modifications d'ordre chimique sont repris par l'absorption intestinale ; ces éléments de la bile retournent donc au foie par la veine porte ; ils y sont de nouveau élaborés, entrent encore dans la constitution de la bile, et sont reportés avec elle dans l'intestin. La nutrition sera donc fortement compromise par toute lésion qui empêchera la formation d'un tel liquide.

DIVISION.

La disposition et la fonction de chacun des éléments du foie nous permet d'entrevoir déjà les caractères propres à chacune des variétés de *sclérose* dont nous allons commencer l'étude, ainsi que les différences et les analogies qu'elles présentent.

Les lésions de la veine porte constituent en effet la *sclérose atrophique*.

La *sclérose hypertrophique* est caractérisée par la lésion des voies biliaires.

Les modifications de la pression sanguine dans les veines sus-hépatiques déterminent la lésion qu'on a désignée sous le nom de *sclérose cardiaque*.

Le tissu conjonctif intra-lobulaire est-il primitivement affecté ; devient-il le siége d'une prolifération de cellules embryonnaires ? on assiste à une *sclérose syphilitique*.

DEFINITION.

Quelle que soit la cause première de l'inflammation, celle-ci se propage au tissu cellulaire qui devient dès lors le siége de modifications importantes que nous allons exposer.

Nous avons déjà parlé (p. 8) des prolongements canaliculés

que fournit la membrane fibreuse et qui se divisent et se subdivisent comme les vaisseaux. Il est un point encore peu étudié, celui de savoir comment le tissu conjonctif se comporte à l'état normal par rapport aux lobules et aux cellules hépatiques.

D'après Weber, les prolongements de la capsule de Glisson pénètrent directement dans le lobule hépatique pour en former la charpente. Cette disposition difficile à constater chez l'adulte serait évidente chez l'embryon et dans les cas pathologiques. Il existerait donc dans l'intérieur des lobules un tissu cellulaire qui, partant des divisions de la veine porte, à la périphérie du lobule, se dirigerait sous la forme d'un réseau réticulé jusque vers la veine centrale. Au centre du lobule, il serait réduit à un fin réseau, comme filamenteux; mais intimement uni aux vaisseaux, il formerait des trabécules plus larges au niveau des plus gros d'entre eux.

D'après M. Hayem, les trabécules qui soutiennent les cellules hépatiques se présentent sous l'apparence de lamelles plissées, irrégulièrement striées de certains points et qui, de distance en distance, offrent un noyau propre, lequel n'est pas entouré, chez l'adulte, d'une masse visible de protoplasma. Ces cloisons plissées, finement striées et à noyaux paraissent être évidemment en partie de nature conjonctive, et leur présence facilite la compréhension des cas pathologiques qui prouvent l'existence de multiplications cellulaires jusque dans l'intérieur des lobules.

Cette disposition du tissu cellulaire permet de comprendre comment le processus irritatif peut porter en même temps son action sur toute l'étendue de la glande, n'atteindre à chaque poussée, que des points relativement limités de l'appareil veineux ou biliaire et, après avoir investi les globules, pénétrer plus loin et s'étendre jusqu'aux cellules hépatiques pour les dissocier et les comprimer.

En effet, ce qui caractérise anatomiquement les inflammations chimiques que nous étudions, c'est, dit M. Charcot :

« 1° La production exagérée du tissu conjonctif ou lamineux, s'opèrant au sein même de la trame conjonctive, propre à la région, au tissu de l'organe.

2° Cette production s'effectue én quelque sorte d'emblée, sans être accompagnée ou précédée d'une hyperémie très-accentuée. L'exsudation interstitielle ne paraît pas jouer, dans ces conditions, un rôle très-important.

3° Le processus qui préside ici à la formation nouvelle du tissu conjonctif, rappelle, dans ses caractères essentiels, celui qui dans les inflammations aiguës aboutit à la formation de cicatrices.

a) Ainsi, dans les premières phâses de son évolution, la trame conjonctive naturelle semble infiltrée d'éléments embryonnaires qui, par leurs propriétés morphologiques, ne peuvent pas être séparés des leucocytes et sont probablement d'ailleurs, en partie au moins, des leucocytes. Il y a là quelque chose d'analogue au tissu de granulation des plaies.

b) L'évolution ultérieure est celle du tissu conjonctif en voie de formation. Il se produit, en effet, au sein des parties affectées : 1° des cellules d'apparence fusiforme, qui deviennent des cellules plates ; 2° des faisceaux de fibrilles plus ou moins denses. Consécutivement, les cloisons conjonctives, même celles qui, à l'état normal, sont délicates, se trouvent transformées en une cloison fibroïde épaissé, et qui tend sans cesse à s'épaissir.

4° Le tissu conjonctif de formation nouvelle jouit souvent de la propriété de rétraction. En tout cas, il se substitue nécessairement aux éléments spécifiques de la région. Aussi en résulte-t-il que ceux-ci, à savoir les éléments nerveux et musculaires, les cellules glandulaires, etc., sont étouffés, aplatis, et semblent en train de disparaître. En définitive, l'organe, au dernier terme du processus, peut être littéralement converti en une masse fibroïde privée naturellement de ses fonctions naturelles (1) ».

Ainsi, sous influence d'une inflammation dont le foyer est dans les capillaires veineux et biliaires, le tissu cellulaire avoisinant devient le siége d'une hyperplasie, se transforme en tissu fibroïde, *scléreux,* se rétracte et énserre ces mêmes vaisseaux, dans des ligatures vivantes.

On désigne sous le nom de *sclérose hépatique* (σκλήρωσις, de σκληρὸς, dur), l'endurcissement morbide du tissu conjonctif du foie, c'est-à-dire la transformation sous l'influence d'une inflammation chronique de ce tissu en tissu fibreux.

On doit tendre à substituer le terme *sclérose* au mot *cirrhose* (de κιῤῥος, roux) employé par Laënnec à une époque où les lésions étaient pour la première fois bien décrites à l'œil nu et comparées aux symptômes. Il exprime seulement la coloration du foie en pareil cas, coloration qui n'est pas constante et n'indique qu'un état accessoire, la dégénérescence graisseuse avec pigmentation des cellules.

L'expression *sclérose* n'implique aucune erreur, exprime non plus un caractère toujours douteux de coloration, mais un état physique facilement appréciable et présent dans tous les cas, savoir l'*induration* de l'organe. En outre, elle rapproche les lésions du foie qui nous occupent des inflammations chroniques interstitielles que l'on oberve dans d'autres organes : les poumons, les reins, etc.

Exposer et discuter quelques observations de *sclérose atrophique* et de *sclérose hyperthrophique* avec *ictère chronique ;* signaler les *formes anomales* que ces deux variétés peuvent présenter par l'absence de certains symptômes ; citer

(1) Voir Charcot. *Leçons sur les maladies du foie.*

quelques observations de *forme mixte*, c'est-à-dire des observations dans lesquelles nous avons constaté des symptômes appartenant à la sclérose d'origine veineuse et à la sclérose d'origine biliaire ; montrer les caractères de la *sclérose cardiaque* et ceux de la *sclérose syphilitique ;* réunir enfin dans un tableau les différences qui distinguent chacune de ces diverses variétés, tel est le but de ce modeste travail.

CHAPITRE PREMIER.

HISTORIQUE.

« La théorie de la cirrhose, telle qu'on peut la formuler aujourd'hui, n'est pas l'œuvre d'un seul homme ; c'est le fruit lentement mûri d'une série de travaux qui, s'éclairant les uns par les autres. sont venus répandre progressivement la lumière sur presque tous les points obscurs de la question (Gubler). » (1).

C'est à l'école française que revient l'honneur d'avoir attiré l'attention sur cette affection. En 1819, en effet, Laënnec rendant compte d'un cas de pleurésie avec hémorrhagie, compliqué d'ascite et de maladie organique du foie, écrit qu'on trouva à l'autopsie « le foie réduit au tiers de son volume, caché dans la région qu'il occupe, et qu'il parut composé à la coupe d'une multitude de grains de la grosseur d'un grain de chènevis ou de millet, de couleur fauve ou jaune roux. »

En note, il dit : « C'est là une espèce de production qu'on appelle squirrhe. Je la désignerai sous le nom de cirrhose, à cause de sa couleur. Son développement dans le foie est une

(1) Gubler. *Thèse d'agrégation sur les théories les plus rationnelles de la cirrhose*, 1853.

des causes les plus communes de l'ascite. Le foie est toujours atrophié quand il contient des *cirrhoses* (1). »

Mais Laënnec se trompe quand il regarde les granulations pathologiques comme un produit accidentel du foie avec atrophie du tissu normal.

Dès lors, la cirrhose du foie, dont Bichat (2) avait peut-être connu les caractères fondamentaux, est considérée comme une entité morbide.

Bouillaud (3) attribue cette affection à l'atrophie de la substance rouge d'où résulterait une forme plus visible, plus saillante de la substance jaune.

Andral (4) enseigne qu'il y a hypertrophie de la substance jaune et atrophie de la substance rouge.

Un examen purement macroscopique aurait sans doute conduit à des erreurs nouvelles, si l'emploi d'instruments grossissants n'eût permis à Kiernan (5), en 1833, d'établir dans un beau mémoire l'unité de texture des granulations qui entrent dans la structure du foie. Quelques années après, en 1836, il montrait que l'apparence granuleuse résulte de ce que les lobules hépatiques, dont la texture est plus ou moins modifiée, sont enserrés dans une gangue conjonctive hypertrophiée.

Ce fut une source de nouvelles théories, entre autres celles

(1) Laennec. *Auscultation médicale*, 1re édit. Obs. 25, 29, 35, 36; 2e édit., obs. 35 et note. Citation empruntée aux *Leçons* de M. Charcot.

(2) Bichat. *Dernier cours sur l'anatomie pathologique*, publié par P.-A. Béclard. Paris, 1826.

(3) Bouillaud. *Mém.* 1819 *de la Société médicale d'émulation*, t. IX, p. 170.

(4) Andral. *Précis d'anatomie pathologique*, t. II, 2e partie, p. 583 et suivantes. Paris, 1829.

(5) Kiernan. *Philosophical Transactions*, 1833.

de Cruveilhier (1) et de Becquerel (2) qui tendent à établir que l'*atrophie du foie est la conséquence nécessaire de la cirrhose ; que ces deux états se lient toujours l'un à l'autre.*

En 1846, Requin (3) s'élève contre cette règle si générale en citant un cas dans lequel l'autopsie a montré un foie cirrhosé dans toute son étendue et qui, cependant, avait en longueur 38 centimètres et en poids 3,030 grammes. Il en publie l'observation dans son Traité de pathologie médicale. Le malade avait présenté de l'ictère pendant la vie.

Cette observation toutefois passe inaperçue, et les auteurs, se copiant les uns les autres, persistent à dire que l'atrophie est la conséquence nécessaire de la cirrhose.

Requin publie, trois ans après, un nouveau fait de la même nature que le premier : il l'avait observé sur un malade de la Maison nationale de santé. Il conclut ainsi : « La cirrhose n'entraîne pas nécessairement l'atrophie du foie; les deux lésions : hypertrophie du foie et cirrhose, loin de s'exclure mutuellement, peuvent parfaitement exister ensemble (4). »

Dès lors, cet état particulier du foie appelle l'attention et on reconnaît dans la maladie de Laënnec deux variétés classiquement appréciables : la cirrhose atrophique et la cirrhose hypertrophique.

Tel est l'état de la question lorsque M. Gubler (5) en 1853,

(1) Cruveilhier. *Anatomie pathologique*, atlas, livraison XII, pl. 1, et *Traité* d'anatomie pathologique générale, t. III, p. 210 et suivantes, 1856.

(2) Becquerel. *Recherches anatomo-pathologiques sur la cirrhose du foie*. In *Archives générales de médecine*, avril 1840.

(3) Requin. *Pathologie médicale*, t. II, p. 774, et *Supplément au Dictionnaire des Dictionnaires de médecine*, art. *Cirrhose*, 1851, et *Union médicale*, 1849.

(4) *Union médicale*, 1849.

(5) Consulter aussi *Bulletin de la Société anatomique*, juillet et août 1848 ; mars 1849, et *Gazette médicale* de Paris, 1852 et 1854.

fait sa thèse d'agrégation sur *la théorie la plus rationnelle de la cirrhose*. Ce travail renferme des observations anatomo-pathologiques délicates; il sanctionne l'opinion de Kiernan sur la cirrhose périlobulaire et confirme la distinction admise en appuyant sur deux nouvelles observations l'existence d'une forme hypertrophique.

Ces deux états opposés du foie cirrhotique devaient exciter la curiosité des savants. Aussi voyons-nous, en 1859, MM. Charcot et Luys exposer à la Société de Biologie la lésion spéciale à la forme hypertrophique, c'est-à-dire la sclérose extra et intra-lobulaire. Néanmoins l'hépatite interstitielle avec hypermégalie n'est pas séparée de la cirrhose de Laënnec.

C'est en 1871 seulement que M. Paul Ollivier (1), de Rouen, se fondant surtout sur les caractères cliniques, émet l'avis qu'il existe une forme de cirrhose hypertrophique constituant une entité morbide spéciale, à laquelle il assigne les lésions décrites par MM. Charcot et Luys.

Enfin des recherches récentes et nombreuses jettent un nouveau jour sur cette question. M. Hayem (2), en 1874, étend la description de cette nouvelle affection, signale la diversité qui existe dans l'aspect du foie, le mode d'évolution ainsi que les différences accusées par les symptômes dans les divers cas publiés. Cette étude comparative des symptômes était facilitée par le savant mémoire dans lequel M. Sappey (3) a démontré l'existence des *veines portes accessoires* et explique ainsi certains symptômes qui accompagnent tout obstacle à la circulation intrahépatique.

(1) *Union médicale*, 1871.

(2) *Contribution à l'étude de l'hépatite interstitielle chronique avec hypertrophie*. In *Archives de physiologie*, janvier 1874.

(3) Sappey. *Bulletin de l'Académie de médecine de Paris*, t. XXIV, 1859.

Dans le cours de la même année, M. Cornil (1) traite longuement dans la même revue, de la partie anatomique de la question. Il s'attache à démontrer que la sclérose hypertrophique est caractérisée par une dilatation des canalicules biliaires et par une prolifération abondante des cellules épithéliales de leurs parois, qui en obstruent la lumière et s'opposent au passage de la bile. A côté de ces lésions, il existe une intégrité parfaite des vaisseaux sanguins. Ce premier travail est complété par une communication faite quelques mois après, devant la Société médicale des Hôpitaux (2).

Enfin en 1875, tous ces travaux sont repris par M. Hanot (3) auquel revient l'honneur d'avoir présenté dans une bonne monographie le tableau caractéristique de la *cirrhose hypertrophique avec ictère chronique* fondé sur l'intime rapprochement des données anatomo-pathologiques et cliniques. Cet auteur accentue ses idées dans deux articles publiés dans les *Archives générales de médecine* en 1877 et 79.

Depuis cette époque, de nombreuses expériences sont faites sur les animaux d'abord par MM. Charcot et Gombault (4), plus tard par M. Chambard (5). Ces expérimentateurs ont pu produire par la ligature du canal cholédoque des lésions analogues à celles que l'on observe dans la sclérose hypertrophique avec ictère chronique.

Ce sont MM. Cornil et Klebs (6) qui ont montré que la phlé-

(1) Cornil. *Note pour servir à l'histoire de la cirrhose hépatique.* In *Archives de physiologie*, mars 1874, et *Journal* de l'Ecole de médecine, 1875.

(2) Séance du 25 juin 1875, et Académie de médecine, séance du 4 novembre 1873.

(3) *Etude sur une forme de cirrhose hyperthropique du foie.* Thèse Paris, 1875.

(4) *Archives de physiologie*, 1876.

(5) *Archives de physiologie*, 1877.

(6) *Handbuch der pathol. Anatomie*, 1868-73.

bite et la périphlébite des petits vaisseaux portes étaient les premiers termes de l'hépatite scléreuse atrophique.

Ainsi ont été distinguées et décrites successivement la sclérose d'origine veineuse et la sclérose d'origine biliaire.

Les longues et patientes recherches que cette étude a exigées ont fait reconnaître dans le foie un développement anormal de tissu conjonctif dans des affections différentes de celles dont nous venons de tracer l'histoire ; et on a dit : *sclérose syphilitique* et aussi, *sclérose cardiaque*. C'est M. Gubler qui, le premier, a étudié le foie syphilitique dans un mémoire lu à la Société de Biologie en 1852 (1). Les travaux récents de M. Lancereaux (2) ont complété ces premières recherches.

(1) *Mémoire sur une nouvelle affection du foie liée à la syphilis héréditaire*, séance du 21 février 1852.

(2) *Atlas d'anatomie pathologique*, *Traité de la syphilis* et *Gaz. hebd.*, 1865. *Etudes sur les altérations produites par l'abus des boissons alcooliques*.

On peut consulter aussi :

Rokitansky. *Lehrbuch der path. Anatomie.*

Frerichs. *Traité pratique des maladies du foie*, trad. fran. par Duménil et Pellagot.

Forster. *Handbuch der pathol. Anatomie*, 2e édit., 1862.

Charcot. *Leçons sur les maladies du foie.*

Rindfleisch. *Lehrbuch der path. Anatomie.*

Duperray. Thèse de Paris, 1867.

Murchison. *Maladies du foie.*

Magnan. Art. *Alcoolisme*. In *Archiv. de physiologie*, 1874.

Bouillaud. *Dictionnaire de médecine et de chirurgie pratiques*. Art. *Cirrhose*.

Bertrand. *Etude sur le cancer de la vésicule biliaire*. Thèse de Paris, 1870.

Cornil et Ranvier. *Manuel d'histologie pathologique*, auquel nous avons emprunté en grande partie ces indications bibliographiques.

Jaccoud. Leçons cliniques de 1867.

Cadiat. Structure du foie. *Gaz. méd.*, 1878, p. 271. Art. *Cirrhose*, in *Dictionnaire de médecine et de chirurgie*.

CHAPITRE II.

DE LA SCLÉROSE ATROPHIQUE DU FOIE.

Cirrhose de Laennec, hépatite interstitielle, sclérose d'origine veineuse.

Définition. — La *Sclérose Atrophique*, considérée au point de vue histologique, est une inflammation interstitielle portant sur le tissu cellulaire du foie, déterminant une véritable hypertrophie de ce tissu, lequel revient sur lui-même, se rétracte et à l'augmentation primitive fait succéder une diminution de volume définitive de l'organe.

Elle est caractérisée par l'altération qui se borne à investir les lobules hépatiques, les nouveaux tractus n'existant le plus souvent qu'à leur périphérie.

Nous citerons d'abord les observations des malades ; après quoi nous nous livrerons à leur discussion.

Observation I.

(Communiquée par M. Beaudoin, externe à Cochin).

Au numéro 2 de la salle Sainte-Marie à l'hôpital Cochin est couché le nommé Lef... (Charles), âgé de 67 ans, comptable dans une distillerie. Il est entré dans le service de M. Bucquoy, le 21 octobre 1878. Il se plaint d'être malade depuis deux mois; il éprouva d'abord dans le bas-ventre des douleurs qui furent accompagnées de diarrhée bilieuse pendant 4 ou 5 jours ; puis il fut pris de té-

Vulpian. *Journal* Ecole de médecine, 1875. Art. *Cirrhose*, in *Dictionnaire encyclopédique des sciences médicales.*
Strauss. *Des ictères chroniques.* Th. d'agrégation, 1878.

nesme et rendit tantòt des matières mélangées de sang, tantôt, mais plus rarement, du sang pur.

Trois semaines après il s'aperçut que son ventre enflait; il éprouva en même temps quelques coliques, perdit l'appétit, fut constipé et rendit des matières jaunes ou grises peu abondantes. L'ascite fit des progrès lents jusqu'à l'entrée du malade à l'hôpital où l'on constate l'état suivant :

État actuel: L'abdomen très-volumineux est le siége d'une ascite manifeste. La percussion donne à la partie supérieure une sonorité et sur les parties latérales une matité que l'on peut déplacer en faisant varier la position du malade. Sa circonférence à la partie la plus saillante, mesure 114 centimètres.

Les jambes ne sont nullement œdématiées.

La face est un peu congestionnée ; les extrémités sont refroidies.

La respiration est facile, mais fréquente ; on compte 26 mouvements respiratoires par minute.

Le pouls est petit et fréquent: 92 pulsations. Les battements du cœur sont bien claqués et sans bruit de souffle.

L'appétit est à peu près nul. Pas de vomissements; un peu de ténesme alternant avec de la diarrhée; selles jaunâtres, quelquefois sanguinolentes.

Le foie qui remonte jusqu'à 1 centimètre au-dessous du mamelon ne peut être délimité inférieurement.

La matité donnée par la rate remonte à 3 centimètres au-dessous du mamelon.

Les causes de cette maladie sont bien nettes : Commis dans une forte maison de distillation à bon marché, où l'on employait principalement l'alcool retiré des pommes de terre, le malade a bu beaucoup d'eau-de-vie et d'absinthe; il buvait d'une façon irrégulière à toute heure de la journée sans toutefois s'enivrer. Il a pu respirer en outre des émanations d'acide cyanhydrique avec lequel on sophistiquait les absinthes tout près de son bureau.

Les jours suivants, l'état du malade reste le même sans présenter ni amélioration, ni aggravation rapide; les forces sont toujours diminuées, l'appétit nul.

Le 9 novembre. L'abdomen mesure une circonférence de 119 c. M. Bucquoy pratique la thoracentèse et retire 8 litres et demi de liquide citrin.

Le 10. Le malade est affaibli par une diarrhée abondante. Le pouls reste petit et accéléré. Le liquide ascitique continue à suinter par la piqûre faite avec le trocart. On prescrit du sous-nitrate de bismuth et du diascordium.

Le 11. Le malade est tranquille : il a bien dormi et se sent un peu plus fort. Le pouls est moins petit et légèrement ralenti. La diarrhée est arrêtée.

Le 14. L'état général est assez bon. Le ventre ne prend pas de volume. Il y a un léger météorisme abdominal. La pression ne détermine aucune douleur. L'appétit est toujours très faible : le malade mange et boit très-peu. Pas de diarrhée, les matières fécales sont demi-solides, jaunes, sans mélange de sang. Les urines sont chargées et peu abondantes : elles ne dépassent pas 500 gr. en 24 heures. Le malade est trop faible pour se lever.

Le 16. Même état. Un œdème considérable envahit les bourses, la paroi abdominale et monte jusqu'à l'aisselle du côté droit (côté de la piqûre).

Le 18. Les forces reviennent peu à peu. Léger appétit. Le tissu cellulaire des bourses et de la paroi abdominale du côté droit reste infiltré.

Le 25. Le malade se plaint de vives douleurs dans l'abdomen qui est distendu. Pas de gaz ; peu d'ascite. Etat général plus mauvais que les jours précédents. Appétit nul; pas de diarrhée; urines chargées et peu abondantes. L'œdème de la paroi abdominale et des bourses a disparu.

Le 27. Amélioration notable. Peu de douleurs. Léger appétit; urines claires et un peu plus abondantes. L'ascite ne fait pas de progrès.

Le 1er décembre. Etat général bon. Le ventre augmente de volume.

Le 5. Deuxième ponction.

Le 7. Le malade va assez bien ; le ventre ne reprend pas de volume ; les urines sont plus abondantes. Un peu de constipation. Le liquide de l'ascite continue à couler par la piqûre du trocart.

Le 14. Le malade continue à être assez bien, mais il ne mange pas déjà depuis longtemps et s'affaiblit beaucoup. Le volume du ventre n'augmente pas.

Dans la soirée, il s'éteint tranquillement, sans agonie, comme de faiblesse.

Autopsie faite le 16 :

Thorax. Les poumons sont sains; pas d'adhérences pleurales. Le cœur est petit, flasque, un peu graisseux; pas de lésions valvulaires.

Dans l'aorte, athéromes très-considérables, très-durs.

Abdomen. Peu de liquide épanché dans la cavité abdominale. L'intestin est anémié. Le foie est jaune roux, très-petit; dur, excessivement granuleux; les granulations sont jaunâtres, du volume d'un petit pois. A la coupe, il présente le même aspect.

Observation II (Personnelle).

Le nommé Fel... (Jean-Baptiste), âgé de 53 ans, tailleur, entre à l'hôpital Cochin, dans le service de M. Bucquoy, le 31 janvier 1876. Il déclare n'avoir jamais rien éprouvé jusqu'au jour où il fut pris de diarrhée, dans le courant du mois de décembre dernier. Cette diarrhée a toujours persisté depuis son apparition et c'est le seul motif qui amène le malade à la consultation. De la même époque date l'amaigrissement qui est aujourd'hui très-prononcé. Dans les premiers jours du mois de janvier, il rendit tout d'un coup, sans cause appréciable, des caillots de sang; ce vomissement fut unique et ne s'est plus renouvelé. Il a eu depuis des selles renfermant du sang noir.

A son entrée, le malade présente une maigreur considérable; le ventre est volumineux, les veines sous-cutanées abdominales sont peu apparentes; les jambes sont œdématiées. Il tousse très-peu, n'a pas de palpitations. Diarrhée abondante. Insomnie. L'auscultation du cœur dénote un bruit de souffle à la base et au premier temps. A l'examen du ventre on ne trouve à la partie supérieure que du météorisme; à la partie inférieure pas de matité, ni de fluctuation. Peu de liquide.

2 février. La diarrhée est arrêtée; il n'y a plus que de fausses envies. Il y a eu des selles avec du sang rouge.

Prescription : Régime lacté; glace. Lavement avec une infusion de camomille.

Le 9. Dyspnée très-prononcée; précipitation extrême du cœur. En auscultant la poitrine, on entend un bruit de souffle à la partie postérieure et inférieure du côté droit du thorax. Plus de diarrhée. M. Bucquoy prescrit 2 gr. d'extrait mou de quinquina.

Le 13. Epistaxis.

Le 17. Il se forme une eschare au niveau du sacrum. Le malade ne souffre pas.

Le 19. L'examen de l'abdomen ne révèle pas l'existence d'une ascite, mais seulement du météorisme.

Le 3 mars. Subdélirium.

Le 4. Mort.

M. Bucquoy hésita jusqu'au dernier jour entre la péritonite chronique et la cirrhose du foie.

Autopsie faite par M. Léger, interne du service.

Thorax. Cœur. Le péricarde présente une plaque blanchâtre d'un demi-centimètre : elle est située sur la partie supérieure du bord du ventricule gauche. Le cœur pèse 235 grammes.

A l'ouverture du cœur, on constate l'imbibition cadavérique du ventricule droit; la valvule tricuspide est saine.

Ventricule gauche. L'orifice mitral est sain. La base de la valvule mitrale présente, sur le feuillet de cette valvule regardant l'orifice aortique, deux plaques jaunes blanchâtres, commencement d'altération valvulaire, et, sur le reste de son étendue, une teinte rouge qui peut n'être qu'une altération cadavérique.

En regardant par la face ventriculaire, on voit l'orifice aortique obturé par une masse jaune blanchâtre mamelonnée, rugueuse au toucher, ne présentant plus qu'une fente pour communiquer avec l'aorte. Après avoir coupé l'aorte sur la partie antérieure, en passant à travers l'infundibulum et étalé sa surface, on voit la couleur rosée de cette artère sur son bord convexe, arrivant graduellement à la teinte rouge, faisant alors le trou du vaisseau au niveau de la portion valvulaire. L'orifice des artères coronaires est un peu agrandi.

Valvules. La droite et l'antérieure réunies semblent n'en former qu'une seule, de telle sorte qu'il y a apparence de deux valvules sigmoïdes seulement. Cette seule valvule formée par la réunion des deux autres est séparée en deux, vers la cavité aortique, par une cloison verticale, dure, épaisse, crayeuse, formée par la réunion des deux parois adossées et profondement altérées. Cette valvule ainsi formée ne jouit plus d'aucun mouvement ; l'autre joue encore un peu de haut en bas.

La surface ventriculaire de ces valvules est rugueuse, mamelonnée, épaissie, se continuant par son bord adhérent avec les deux plaques déjà notées sur la valvule mitrale et formant la masse irrégulière qu'on voyait obturant l'orifice aortique quand on regardait par le ventricule. Leur surface aortique présente également des mamelons saillants, crayeux et excessivement durs.

Poumons. Le poumon gauche est adhérent par sa base, sur le bord axillaire. Un peu de sérosité pleurale de ce côté. La base est splénisée comme dans la congestion hypostatique. Le poumon droit est sain dans toute son étendue. Il est aussi splénisé à sa base.

Abdomen. A l'ouverture de l'abdomen, on constate une ascite assez considérable. Il n'y a pas trace d'adhérences péritonéales. Le côlon et l'estomac sont très-distendus par les gaz. Après avoir renversé le liquide et enlevé les anses d'intestin distendues, on aperçoit le foie très-petit, ratatiné, ne pesant que 805 gr. Il présente près du sillon de la veine ombilicale et au niveau du hile de petites masses indurées, saillantes, mamelonnées, de la grosseur d'un pois à celui d'une noisette et même d'une noix. Au premier aspect, elles paraissent semblables à des ganglions indurés.

Une partie de la face supérieure du lobe gauche, confinant avec le bord antérieur, et ayant une étendue de 7 cent. carrés environ, est lisse, blanche. Elle tranche sur le reste de la surface convexe qui est formée d'une agglomération de petits mamelons. Ces nodosités sont dures, saillantes, séparées par des traits blanchâtres. La substance du foie est molle, résistante. La capsule est épaissie; elle a 0,0007.

A la coupe, le foie présente un aspect granité ayant une teinte jaune-chamois; on y trouve de petites granulations circonscrites par des traits blanchâtres, résistants, qui sont du tissu cellulaire très-développé. Les cellules hépatiques présentent la dégénérescence graisseuse; quelques-unes seulement sont intactes. La vésicule biliaire est saine et remplie de bile.

La *rate* est grosse; elle pèse 445 grammes. Sa surface est blanchâtre, parsemée de plaques opaques, limitées simplement à la surface séreuse de l'organe. A la coupe, elle présente un pourtour noirâtre, très-congestionné, de couleur lie de vin, tranchant sur le centre qui forme une espèce de bouillie gris brun tirant sur le rouge.

Les *reins* sont petits. Le droit pèse 115 gr., le gauche 100 gr.; ils se décortiquent facilement et en totalité; ils ont une consistance très-ferme. A la coupe, ils présentent un aspect un peu uniforme de la substance corticale et de la substance médullaire. La base des pyramides tranche seule sur la substance voisine, par une couleur un peu plus violette. Le sommet des pyramides de Bertin est pâle, jaunâtre, analogue au tissu fibreux. Le rein gauche est un peu cirrhosé.

Observation III (Personnelle).

Le 18 avril 1877 entre à la clinique de la Charité, salle Saint-Charles, lit n° 22, le nommé L... (Clovis), âgé de 25 ans, cuisinier. Il est d'un tempérament nervoso-sanguin ; sa constitution est fatiguée.

Antécédents héréditaires. Père mort vers l'âge de 45 ans à la suite d'un refroidissement. Mère morte de la petite vérole. Un frère et une sœur bien portants.

Antécédents personnels. Né dans le département de Seine-et-Oise, L... avait toujours joui d'une bonne santé jusqu'à son arrivée à Paris, à l'âge de 17 ans (1868). A cette époque il fut obligé par sa profession de travailler dans les sous-sols. Deux mois après, il fut pris d'épistaxis fréquentes qui se renouvelèrent plusieurs fois par jour durant une semaine. Se sentant faible, il quitta Paris ; à peine rentré chez lui, il fut pris de douleurs rhumatismales qui gagnèrent d'abord les orteils, puis le tarse pour se généraliser bientôt et obliger le malade à garder le lit pendant trois mois. Des cautères dont on voit encore les traces furent appliqués à cette époque sur la région précordiale.

En 1870, pendant le siége de Paris, L... se fit terrassier, travailla dans les casemates, coucha sur la terre humide, et, vers la fin de décembre, éprouva de l'oppression et des palpitations ; pas de douleur dans les membres, sinon un certain engourdissement dans le bras droit. Se sentant suffoqué au moindre effort, il cessa de travailler, quitta Paris le 7 janvier 1871, continua à se rendre quelque peu utile jusqu'au mois de mars ou d'avril, époque à laquelle les palpitations devinrent telles qu'il dut éviter la moindre fatigue. Le médecin appelé ordonna de la digitale en infusion.

Un grand soulagement étant survenu, L... s'engagea, comme cuisinier, à faire la saison d'été (1871) à Wiesbaden. Pendant ce séjour, il but beaucoup : au moins 2 litres de vin blanc, plus 3 ou 4 litres de bière par jour.

A Paris, il buvait en moyenne 1 litre de vin rouge et beaucoup de bière.

Au bout de quelques mois, les jambes enflèrent le soir, peu à peu l'œdème ne disparut plus la nuit, se généralisa, et, en septembre ou octobre, il y eut de l'anasarque. Le 16 octobre 1871, il vint à Paris, entra dans le service de M. G. Sée, où il resta, à trois reprises, environ dix-huit mois, ne quittant chaque fois l'hôpital que pour une quinzaine de jours, les palpitations et les étouffements l'obligeant à rentrer. Le traitement consista, durant ce temps, au dire du malade, dans l'administration de pilules de scille, de bromure de potassium et de lait.

Il sortit pour la troisième fois pendant l'été de 1873, rentra chez lui sans aucun œdème, n'ayant que très-peu d'étouffements, quelques palpitations, et exerça l'état de cordonnier jusqu'en janvier 1877.

Maladie actuelle. Dans le courant du mois de janvier dernier (1877), L... s'aperçut que son ventre enflait; en même temps survenait de la constipation. (Les matières fécales n'ont jamais été décolorées.) Ce n'est que quinze jours ou trois semaines après que les jambes enflèrent; mais cette fois l'œdème ne disparaissait plus la nuit. Un mois après, la pression réveillait une douleur à la région hépatique.

Dans les premiers jours de mars, L... dut garder le lit qu'il ne quitta plus que pour se rendre à la Clinique.

Depuis 1873, il n'a jamais bu plus de 1 litre de vin rouge par jour et pas de bière. Il nie tout accident syphilitique.

Etat actuel. L... a un aspect cachectique très-marqué ; sa figure est anxieuse, ses yeux hagards, ses pupilles très-dilatées; dyspnée intense, orthopnée; œdème prononcé des membres inférieurs; érythème à la face dorsale des pieds et à la partie inférieure des jambes. La peau des membres inférieurs présente un aspect luisant, interrompu par places par des taches violacées qui disparaissent à la pression. OEdème des membres supérieurs. Pas d'œdème de la face. Ascite très-abondante; dilatation très-marquée des veines sous-cutanées abdominales. (L'ascite a précédé l'œdème des membres inférieurs.)

Pouls faible, filiforme, irrégulier. On le soupçonne plutôt qu'on ne le sent. Le tracé sphygmographique ne consiste en quelque sorte qu'en une ligne horizontale. Voussure de la région précordiale ; dépression costale en rapport avec la systole cardiaque ; ondulation particulière du cœur par défaut d'isochronisme entre les mouvements de la base et ceux de la pointe, qui bat au-dessus de la septième côte, à 5 ou 6 centimètres en dehors de la ligne mamelonnaire; la matité du cœur mesure 8 centimètres verticalement et 10 centimètres dans le sens transversal; à la pointe, bruit de souffle doux, prolongé, systolique et aussi un peu présystolique, imitant une espèce de roulement qui est suivi d'un clapotement ; à la base, bruit de souffle prolongé, râpeux, couvrant le premier temps. Pouls veineux. Râles sous-crépitants rares.

Foie très-volumineux, très-difficile à limiter à la percussion à cause de la quantité considérable de sérosité péritonéale. Pour la limiter, il faut avoir recours à la douleur déterminée par la pression. On obtient ainsi sur la ligne cléido-iliaque une hauteur de 20 centimètres environ.

Rate volumineuse, impossible de la limiter ; sa matité se confond avec celle de l'abdomen (ascite).

Urines rares, épaisses, 150 grammes en vingt-quatre heures, contenant une certaine quantité d'uroérythrine ; diminution de l'urée. Augmentation de la proportion d'acide urique. Très-peu d'albumine.

Appareil nerveux. Ni délire, ni somnolence.

Le *diagnostic* s'impose en quelque sorte : il y a une lésion mitrale, c'est-à-dire insuffisance et rétrécissement. Il y a une dilatation du cœur, principalement du ventricule droit, avec symphyse cardiaque ; il y a aussi des inégalités de valvules aortiques. L'épanchement considérable qu'il y a dans le péritoine, son apparition avant l'œdème des jambes, la congestion et la sensibilité du foie dénotent un mélange de cirrhose cardiaque et de cirrhose alcoolique.

Prescription. Chiendent nitré. Infusion de feuilles de digitale, 0,25 pour 200 grammes d'eau. Vin de quinquina. Une portion.

20-25 avril. Légère amélioration. Respiration moins gênée ; œdème des membres inférieurs moins tendu. Circonférence abdominale passant par l'ombilic, 107 centimètres.

Le 28. L'amélioration continue. Figure peu anxieuse ; dilatation des pupilles encore très-marquée ; gêne de la respiration moindre que les jours précédents. Il y a encore anasarque et cyanose des extrémités.

L'état des divers appareils est le même ; toutefois on n'entend plus le bruit de souffle qu'on entendait à la pointe. 600 grammes d'urines en vingt-quatre heures ; densité, 1018 ; elles contiennent une grande quantité d'uroérythryne ; 8 grammes d'urée par litre seulement ; augmentation de la proportion d'acide urique. Peu, très-peu d'albumine.

Le 29. Hier matin, vers les onze heures, un frisson ; légère céphalalgie, malaise.

Le 30. Hier, vers midi et demi, pris de frisson dans son lit. Le soir, à cinq heures, vomissements verdâtres, abondants. Ce matin, céphalalgie, fièvre, peau chaude. Impossibilité absolue de compter le pouls et de prendre la température. Ganglions sous-maxillaires non engorgés d'une manière appréciable, légèrement sensibles.

Poussée érysipélateuse sur le nez avec tendance à envahir la joue. Pas trace de lésion de la peau en ce point. Œdème des membres inférieurs plus mou ; peau moins tendue ; dyspnée moindre.

Prescription. Suppression de la digitale ; limonade tartrique.

1er mai. Erysipèle pâle, cachectique, s'étendant jusqu'au-dessus des sourcils ; gonflement léger ; saillie des bords bien limitée. Impossibilité de tâter le pouls et de prendre la température ; bruits du cœur pas très-fréquents.

Prescription. Vin diurétique amer de la Charité, 50 grammes ; sirop de morphine, 15 grammes.

Le 3. Poussée érysipélateuse arrêtée à gauche au niveau du cuir chevelu, envahissant à droite les joues, les paupières et l'oreille. Dyspnée interne. A 10 h. 30, paracentèse ; issue de 3,200 grammes d'un liquide citrin.

Mort à 1 heure de l'après-midi dans une espèce de syncope.

Opposition à l'autopsie.

Observation IV (Personnelle).

Ven (Jules), âgé de 30 ans, employé de bureau, entre à la Charité le 26 janvier 1877, salle Saint-Gharles, lit 15. Il se fait remarquer par la pâleur de la face ; il présente tous les signes d'une cachexie profonde ; on croirait, à première vue, qu'il vient d'avoir une forte hémorrhagie. Très-abattu, il n'exécute le moindre mouvement qu'avec de grands efforts ; a de la peine à s'asseoir sur son lit. Il avoue avoir beaucoup bu ; ses excès alcooliques l'ont fait déchoir du rang auquel il appartenait par son éducation. Il n'accuse dans ses antécédents qu'une grande facilité à s'enrhumer.

Sa maladie actuelle remonte à sept mois. En juin 1876, au moment où il rentrait dans un restaurant, il fut pris de syncope et vomit du sang. Soigné à l'Hôtel-Dieu pendant six semaines, il présenta de l'œdème des membres inférieurs et du scrotum ; ses urines renfermaient de l'albumine. Pendant ce temps, il eut un second vomissement de sang non précédé de toux ; un troisième survint au mois de décembre suivant. Le premier vomissement avait été suivi de selles sanguinolentes, et les deux derniers de crachats hémoptoïques.

A son entrée dans le service, il se plaint d'accès de fièvre qui surviennent tous les jours. Douleurs dans l'hypochondre droit depuis douze jours ; dyspnée, toux quinteuse. Pouls, 100 pulsations ; signes de pleurésie chronique à la base du poumon droit ; respiration rude au sommet des deux poumons.

5 février. Épanchemeut pleurétique considérable. Quelques râles sibilants au sommet gauche.

Le 9. La rate donne une matité de 2 centimètres dans le sens vertical.

Le 12. Pris subitement, la veille au soir, d'une dyspnée très-intense. Épanchement considérable. Souffle le long de la colonne vertébrale. OEdème de la paroi thoracique gauche. T. 40°.

Le 13. Cyanose des lèvres. Suffocation par manque de respiration ; thoracentèse avec l'appareil de Dieulafoy ; issue de 400 gr. d'un liquide séro-fibrineux renfermant un peu de pus. Légère ascite.

Le 14. Etat de prostration et de suffocation. Nouvelle thoracentèse : issue de 320 grammes environ d'un liquide légèrement sanguinolent.

Le 15. Subdélirium. Augmentation de l'ascite. — Soir : signes de l'agonie.

Le 16. Mort à 2 heures du matin.

Autopsie faite trente-six heures après la mort.

Le côté droit du thorax présente 5 centimètres de plus que le gauche.

A l'ouverture du sujet, il s'échappe de la cavité péritonéale une petite quantité de liquide citrin. Le *poumon* droit, très-petit, ratatiné, ressemble à un morceau de chair ; il présente l'état carnifié ; les petites bronches et les alvéoles sont comprimées. Des adhérences qui relient le poumon gauche aux côtes attestent une pleurésie ancienne.

L'*estomac* ne présente aucune altération. Le *foie* est granuleux à sa face inférieure ; son volume est rétracté ; sur une coupe, il présente des granulations ; il est, en un mot, le siége d'un léger degré de cirrhose. Toutefois, il n'a ni la coloration jaune, ni les bandes transparentes des foies cirrhotiques. La *rate* est très-hypertrophiée, dure ; la capsule externe présente des taches grisâtres de plérisplénite.

Examen microscopique fait au laboratoire de la Charité.

Les espaces prismatiques qui séparent les lobules sont épaissis ; çà et là, toute la zone périlobulaire de la capsule de Glisson se montre sous forme de larges bandes fibreuses qui délimitent complétement un lobule, et qui d'autres fois entourent tout un groupe de lobules. Rarement une bande conjonctive divise un lobule, et nulle part la sclérose est intra-lobulaire.

Le tissu conjonctif périlobulaire est généralement dense, nettement fibreux ; cependant, dans quelques points, il consiste surtout en éléments cellulaires.

Les vaisseaux interlobulaires semblent creusés dans le tissu conjonctif épaissi. La sclérose ne porte pas autour de la veine centrale ; mais ce vaisseau est rempli de globules sanguins. Des espaces lymphatiques contiennent quelques globules blancs.

Les cellules hépatiques sont granuleuses, et quelques-unes, surtout à la périphérie des lobules, sont aplaties par compression.

Les canalicules biliaires paraissent indemnes. En un mot, la sclérose est presque uniquement extra-lobulaire ; le tissu hyperplasié va bientôt se rétractant de plus en plus, comprimant et atrophiant insensiblement vaisseaux et lobules.

DISCUSSION.

ETIOLOGIE. — Nous trouvons dans les antécédents de ces malades une même cause qui a pu exercer son action sur le foie : c'est l'abus des boissons.

L... (obs. I) buvait beaucoup d'alcool et d'absinthe, il buvait d'une façon irrégulière, à toute heure de la journée, sans toutefois s'enivrer.

V... (obs. IV) a fait des excès alcooliques qui l'ont conduit à l'hôpital alors qu'il avait reçu une éducation qui eût put lui procurer un sort meilleur.

O... (obs. V) buvait régulièrement deux litres de bière anglaise, bière plus alcoolique que celle de notre pays, et de temps en temps un peu d'eau-de-vie. Et cela, alors que sa profession d'horloger le condamnait à une vie sédentaire qui rendait difficile l'élimination de cet alcool. Plus tard sa maladie s'aggrave sous l'influence d'une ingestion exagérée de vin blanc.

L... (obs. III) a déjà ressenti les premières atteintes de l'insuffisance mitrale lorsqu'il se livre à la boisson ; il boit deux litres de vin blanc par jour, du café, et beaucoup de bière. Ce régime n'a duré, il est vrai, que trois mois ; mais ce malade était dans des conditions exceptionnelles ; il travaillait en outre dans un sous-sol, circonstance qui rendait moins facile l'élimination de l'alcool absorbé.

Au bout de ces trois mois, L... revient à Paris, boit un litre de vin rouge par jour et une grande quantité de bière. Enfin, en 1873, il s'en tient au vin seul pendant qu'il exerce la paisible profession de cordonnier.

La plupart des auteurs s'accordent pour refuser à la *bière* une action nuisible sur le foie. Leur affirmation nous paraît purement gratuite. Les bières, en effet, varient singulièrement selon le degré de concentration du moût, selon le degré de torréfaction de l'orge, selon la proportion du houblon ou de la substance aromatique et amère qu'on lui a substituée. Les bières fortes, le *porter* des Anglais, les bières flamandes, le *faro* de Bruxelles sont beaucoup plus alcooliques que celles que l'on fabrique à Paris.

Il faut donc établir une distinction fondée sur la qualité de cette boisson. Or, c'est à Londres et à Wiesbaden que nos deux malades ont fait abus de cette liqueur.

L'action du *café* est très-douteuse, surtout s'il est pris en infusion et modérément. Peut-être n'est-il pas aussi inoffensif lorsqu'il est pris en grains. Nous avons vu à l'Hôtel-Dieu une femme chez laquelle on soupçonnait une cirrhose; elle n'avait jamais beaucoup bu, mais elle avait depuis de longues années la singulière habitude de grignoter continuellement des graines de café.

Personne ne conteste l'action funeste de l'*alcool*. Comment agit-il? Des diverses expériences, il résulte qu'après l'ingestion d'une certaine quantité d'alcool, une portion, la plus petite, est éliminée rapidement par les organes sécréteurs, notamment par les reins; le reste est brûlé comme aliment hydrocarboné et la dépense d'oxygène nécessitée par cette combustion a pour conséquence une diminution proportionnelle dans la combustion des matériaux protéiques. De là son rôle et sa qualification d'agent d'épargne (G. Sée). Mais il est à remarquer que l'alcool est en circulation dans le sang jusqu'à ce qu'il est totalement détruit par la combustion. Si on représente par 1 la quantité d'alcool qui se trouve dans le sang après l'ingestion d'une certaine quantité de ce liquide, il faut, d'après les recherches de MM. Perrin, Lallemand et Duroy, représenter par 1,48 celle qui est contenue dans le foie et par 1,34 celle qu'on a trouvée dans le cerveau.

Si la quantité d'alcool absorbé est considérable, il surviendra une imprégnation habituelle des éléments et une action irritative s'exercera directement sur les parois vasculaires du foie, incessamment traversé par une grande quantité de sang alcoolisé et par leur intermédiaire sur le tissu conjonctif qui les entoure.

Cette imprégnation sera d'autant plus à craindre que l'alcool sera pris à jeûn. Aussi un certain nombre d'individus présentent-ils des phénomènes accusés d'alcoolisme tout en jouissant de la réputation d'hommes sobres. Ils ont toujours mené une vie régulière, n'ont jamais fait d'excès de boisson; mais ils ont pris tous les matins du vin blanc ou bien un ou deux petits verres d'eau-de-vie ; ils ont eu soin de prendre avant chacun de leur repas de l'absinthe ou du vermouth, sous le faux prétexte d'acquérir de l'appétit. Sous l'influence de cette funeste habitude, il s'est opéré un empoisonnement lent et progressif qui exerce sur l'organisme une action nuisible mais latente jusqu'au jour où la lésion étant assez avancée, les symptômes apparaissent avec leur caractère indéniable. Et alors, si le médecin déclare que l'affection doit être rattachée à l'alcoolisme, aussitôt et le malade et la famille se récrieront disant qu'il n'en peut être ainsi, qu'il n'a jamais été fait d'excès.

Si l'empoisonnement par l'alcool est peut-être plus rare chez les individus qui s'enivrent, c'est que non-seulement ils boivent souvent en mangeant, mais aussi ils s'astreignent de temps en temps à une hygiène raisonnable lorsque l'ivresse détermine une affection quelconque.

Il serait donc défectueux de juger de son action uniquement d'après la quantité ingérée. Car ici l'effet dépend encore de la qualité de la boisson, du tempérament, de la constitution et des occupations de l'individu, l'élimination étant d'autant plus rapide que l'on exécute plus de mouvements musculaires et dans un milieu plus aéré.

On ne serait pas en droit de nier l'intoxication alcoolique par le seul fait qu'on n'en constaterait pas les manifestations extérieures. Les lésions viscérales peuvent en effet précéder le tremblement par suite de l'idiosyncrasie de l'individu. Dans ses expériences sur les animaux, chez lesquels il semble que les phénomènes doivent suivre un ordre plus régulier que dans la nature humaine, M. le Dr Magnan a vu plusieurs fois le tremblement ne survenir qu'après les hallucinations.

Pathogénie. — L'action irritative qui s'exerce directement sur les parois vasculaires de la veine porte détermine une phlébite. Sous l'influence prolongée de la même cause, l'inflammation gagne de proche en proche, en cheminant de dedans en dehors, les autres tunique des vaisseaux ; la phlébite est bientôt suivie d'une périphlébite intra-hépatique. Le tissu conjonctif qui entoure les vaisseaux devient ainsi le siége d'une irritation qui a pour résultat une prolifération active de celui-ci laquelle s'exerce en même temps sur toutes les parties de l'organe. De là une sclérose totale du foie.

Ici se place une question importante. La pyléphlébite peut-elle déterminer une nécrose du foie? D'après les recherches récentes de Cohnheim et Litten, l'oblitération complète de la veine porte observée plusieurs fois n'a jamais été accompagnée de la nécrose de cet organe.

La multiplication du tissu conjonctif a souvent pour conséquence une augmentation de volume du foie ; mais par suite de la propriété de rétraction dont ce tissu est doué, cet organe revient après quelques semaines à son état normal pour passer bientôt à un volume moindre.

Anatomie pathologique. — L'autopsie a révélé toutes les fois qu'elle a pu être faite, un foie petit, ratatiné, dont le poids n'est que de 805 gr. (obs. II). Sa coloration est tantôt brune (obs. IV), tantôt jaune roux (obs. I). Sa surface granuleuse présente des petites masses indurées, saillantes, mamelonnées, de la grosseur d'un pois à celui d'une noisette et même d'une noix ; nodosités séparées par des tractus blanchâtres.

La capsule est épaissie, sa substance est résistante, le doigt ne peut y pénétrer.

Le tissu résiste et crie à la coupe. La surface de section présente un aspect granité et une teinte chamois.

Les cellules hépatiques présentent la dégénérescence graisseuse ; quelques-unes seulement sont intactes (obs. II).

L'*Examen microscopique* fait dans un cas (obs. IV) nous montre d'une manière bien tranchée les lésions caractéristiques de la cirrhose vulgaire.

Les espaces prismatiques qui séparent les lobules sont épaissis ; çà et là, toute la zone périlobulaire de la capsule de Glisson se montre sous forme de larges bandes fibreuses qui délimitent complétement un lobule, et qui d'autres fois entourent tout un groupe de lobules.

Rarement, une bande conjonctive divise un lobule ; et nulle part la sclérose est intra-lobulaire.

Le tissu conjonctif périlobulaire est généralement dense, nettement fibreux ; cependant sur quelques points il consiste surtout en éléments cellulaires.

Les vaisseaux interlobulaires semblent creusés dans le tissu conjonctif épaissi. La sclérose ne porte pas autour de la veine centrale ; mais ce vaisseau est rempli de globules sanguins.

Des espaces lymphatiques contiennent quelques globules blancs. Les cellules sont granuleuses, et quelques-unes, surtout à la périphérie des lobules, sont aplaties par compression.

Les canalicules biliaires paraissent indemnes. En un mot, la sclérose est presque uniquement extra-lobulaire ; le tissu hyperplasié va bientôt se rétractant de plus en plus, comprimant, atrophiant insensiblement vaisseaux et lobules.

La dégénérescence graisseuse des cellules hépatiques est un témoignage non de la richesse, mais de l'impuissance de l'économie à brûler les matériaux hydrocarbonés provenant de la digestion. La stase sanguine qui se produit dans les vaisseaux interlobulaires permet en effet aux cellules de la périphérie de retenir les molécules ou les gouttelettes de graisse.

Avant de procéder à la discussion des symptômes, établissons anatomiquement, comme point de transition, le résultat de cette lésion de la veine porte.

CONSIDÉRATIONS GÉNÉRALES. — Si la rétraction du tissu conjonctif envahit en même temps plusieurs parties du foie, le sang qui affluera constamment dans cet organe ne trouvant plus une issue suffisante à son écoulement, congestionnera d'abord les parties saines, refluera ensuite ; la lenteur de son cours fera d'abord équilibre et opposera bientôt une résistance à la force *vis a tergo*, la distension des petits vaisseaux entraînera celle du tronc ; il y aura enfin une extravasation d'autant plus prononcée que la dérivation collatérale sera moins suffisante.

Cette dérivation collatérale se fait par les veines portes accessoires qu'on peut rattacher à cinq groupes.

Le *premier groupe* occupe l'épiploon gastro-hépatique. Il est formé par des veinules qui parviennent, soit de la petite courbure de l'estomac, soit du tissu cellulo-graisseux compris entre les deux lames de l'épiploon.

Le *second groupe* se compose de douze à quinze petites veines qui émanent soit de la grosse, soit de la petite extrémité de la vésicule biliaire.

Le *troisième groupe* comprend les veinules qui naissent des parois de la veine porte, de l'artère hépatique et des conduits biliaires.

Les diverses branches de ces trois premiers groupes proviennent des organes digestifs sur lesquels elles exerceront une action si elles deviennent le siége d'une congestion passive.

Les deux derniers groupes naissent exclusivement des parois de l'enceinte abdominale. Ils établissent, entre la partie terminale de la veine porte et le système veineux général, des communications multipliées et importantes à connaître.

Le *quatrième groupe* est en effet constitué par des veines nombreuses qui descendent de la partie médiane du diaphragme dans le ligament supérieur du foie et qui viennent se ramifier dans les lobules auxquels adhère ce ligament.

Le *cinquième groupe* est formé par des veines plus développées et plus apparentes que les précédentes. Elles se portent de la partie sus-ombilicale de la paroi antérieure de l'abdomen vers le sillon longitudinal du foie. Elle se trouvent situées dans la partie inférieure du ligament suspenseur.

Comme les précédentes, elles s'anastomosent aussi dans leur trajet. Quelques-unes sont munies de valvules dont la concavité regarde du côté du cœur. Les plus importantes viennent se terminer sur le bord tranchant du foie à l'entrée du sillon longitudinal. D'autres plus ténues entrent dans ce sillon, et se distribuent dans les lobules de sa partie la plus profonde. A leur origine, les veines de ce groupe communiquent, d'une part avec les veines épigastriques et mammaires internes, de l'autre avec les veines tégumenteuses de l'abdomen. Un obstacle au libre cours du sang aura pour conséquence une dilatation progressive de ces anastomoses étendues du système veineux abdominal au système veineux général. A cette dilatation est dû le réseau veineux sous-cutané abdominal qui constitue un caractère de la cirrhose atrophique. Le sang qui reflue dans ces veines dilatées les parcourt de haut en bas, et se dirige vers les veines principales du membre inférieur.

A côté de ces voies de dérivation signalées par M. Sappey,

nous devons mentionner les communications que M. H. Duret a décrites récemment entre le système porte et le système cave inférieur.

Il existe dans toute la hauteur du conduit œsophagien un plexus veineux sous-muqueux en rapport avec ce système veineux général et le système porte.

Il existe aussi un plexus veineux externe périœsophagien qui communique par des canaux de dérivation traversant les couches musculaires, avec les veines portes sous-muqueuses, et qui se rend dans les veines diaphragmatiques.

Voici l'explication que M. Duret donne en s'aidant des lumières de la physiologie, de la production des varices œsophagiennes dans la cirrhose: « D'après MM. Rosapelly et P. Bert, c'est surtout dans l'inspiration que la tension est considérable dans le système porte ; de 7 millim. elle monte à 14 et même 18 millimètres. Or, dans l'inspiration, le diaphragme s'abaisse, il y a appel de sang veineux dans la cavité thoracique : le sang veineux porte, dont les voies d'écoulement à travers le foie sont gênées par la lésion pathologique, trouve une issue facile dans les veines œsophagiennes qui, situées dans le thorax, sont dilatés par l'agrandissement de cette cavité ; il s'y précipite avec d'autant plus de force, que là, il y a appel d'une part, et que de l'autre tout le reste du système est turgide.

« Il en résulte une distension du réseau veineux sous-muqueux de l'œsophage ; les voies d'écoulement de ce plexus sont alors les veines bronchiques, les branches de l'azygos, et les diaphragmatiques ; elles sont bien insuffisantes pour la quantité de sang qui, en un instant donné, fait irruption dans le vaste plexus sous-muqueux.

« La dilatation de celui-ci devient considérable et augmente à chaque inspiration. Dans l'expiration, le retour du sang ne peut pas se faire dans le tronc veineux du système porte, puisque celui-ci éprouve toujours une grande difficulté à se vider sur les capillaires hépatiques.

« Ces distensions périodiques des veines œsophagiennes à chaque inspiration produisent, en fin de compte, des dilatations permanentes, des varices sous-muqueuses. Il y a tendance à élargir de plus en plus ce diverticulum du système porte. Il peut y avoir rupture des varices et hématémèses foudroyantes.

« Ces dilatations variqueuses sont augmentées par les phénomènes de l'effort, et elles doivent surtout se produire dans les cas où les puissances musculaires des parois thoraco-abdominales sont en jeu. »

A la naissance de la veine porte, la petite mésaraïque s'anastomose avec les veines hémorrhoïdales moyennes et inférieures et conduit par ces vaisseaux le trop plein de l'hypogastrique.

Ainsi, tout obstacle à la circulation du sang dans la veine porte hépatique déterminera de l'ascite, une dilatation des veines préabdominales, des varices œsophagiennes, de l'œdème des membres inférieurs et une congestion des veines stomacales et hémorrhoïdales.

Symptomatologie. — Il nous sera maintenant facile de déduire de ces considérations anatomiques l'explication des symptômes que nous avons constatés.

Les malades présentent en général une coloration de la peau plus prononcée à la face et au cou; coloration particulière tantôt purement anémique par suite des hémorrhagies qui ont pu se produire, ou d'un défaut de nutrition ; tantôt terreuse, d'un jaune sale : c'est ce qu'on nomme *l'ictère hémaphéique*. Voici l'explication qu'en donne M. Gubler. La biliphéine (ensemble des pigments biliaires) provient des globules rouges incessamment détruits dans l'organisme; l'hémoglobine ainsi mise en liberté est transformée dans le foie en pigment biliaire.

Si le foie perd de son activité par suite d'une lésion, d'un trouble fonctionnel, il est insuffisant à transformer en biliphéine la matière colorante du sang. De là une accumulation d'hémoglobine libre et sa transformation en hémaphéine laquelle va imprégner les tissus et leur donner la teinte caractéristique que nous avons signalée.

Le *volume* du foie est diminué dans tous les cas, son bord antérieur remonte (obs. V) à 1 ou 2 centimètres au-dessus du rebord costal ; le diamètre axillaire est réduit de plusieurs centimètres. Le météorisme intestinal et un épanchement trop abondant sont souvent un obstacle à cette délimitation.

La *surface* du foie est granuleuse à la seconde période de la maladie, mais comme déjà il y a atrophie de l'organe, ils est impossible de constater ce caractère, quoi qu'en disent certains auteurs. Ce n'est qu'au début que le foie déborde légèrement les fausses côtes, mais sa surface est alors généralement lisse.

Cet état du foie s'accompagne ordinairement de *douleurs* dans l'hypochondre droit. Celles-ci répondent aux poussée congestives propres à l'inflammation scléreuse qui se propage de l'intérieur de l'organe à son enveloppe et détermine une péritonite partielle.

La percussion révèle une *ascite* plus ou moins considérable produite par la gêne de la circulation porte. Les capillaires de la veine porte sont en effet des canaux creusés dans un tissu conjonctif induré ; leurs parois, modifiées d'abord par l'inflammation, se sont confondues avec le tissu voisin et font corps avec lui.

Dans quelques cas étudiés par M. Cornil, il n'y avait plus dans la paroi des branches intralobulaires de la veine porte d'éléments contractiles et élastiques propres à faire progresser le sang dans les capillaires du lobule ; il n'y avait pas non plus de zone cellulaire molle autour du vaisseau, permettant sa dilatation et sa contraction alternatives.

Les capillaires du lobule sont en outre oblitérés en grand nombre par le tissu cellulo-vasculaire, on a même observé dans quelques cas l'oblitération de gros rameaux interlobulaires.

La circulation intra-hépathique se trouve ainsi entravée, et il se fait une extravasation séreuse au niveau des capillaires d'origine de la veine porte à travers le péritoine, s'il y a insuffisance des voies de dérivation collatérale (V.p. 40); ainsi s'explique également le développement des veines sous-cutanées abdominales et des veines thoraciques. La dilatation de ces veines est considérée avec raison comme un caractère de la cirrhose atrophique. Mais ce caractère n'est point exclusif; de son absence conclure à la non-existence de cette affection serait, croyons-nous, une faute ainsi que nous essayerons de le démontrer bientôt (V. p. 59).

Dans un certain nombre de cas, l'ascite devient assez considérable pour déterminer une dyspnée intense qui impose l'obligation de la paracentèse.

A l'épanchement abdominal succède, à une époque plus ou moins éloignée, l'œdème des membres inférieurs et du scrotum placé sous la dépendance de l'obstacle à la circulation porte et de l'ascite qui comprime les veines iliaques. L'extravasation séreuse après avoir commencé aux malléoles gagne peu à peu les racines des membres et les parois abdominales ; cet œdème une fois formé ne disparaît plus par le repos ainsi qu'on le constate dans les affections cardiaques.

La *rate* est toujours augmentée de volume. Elle donne à la percussion une matité qui atteint jusqu'à 8 centimètres dans le diamètre vertical. Pendant que cet organe se développe, la séreuse qui la recouvre peut devenir le siége d'une inflammation qui se révèle par de la douleur et même par de la fièvre. La tuméfaction de ce viscère est une conséquence de la gêne de la circulation intra-hépatique ; mais, peut-être cette cause n'est-elle pas unique. L'altération du sang ne pourrait-elle pas jouer un rôle ? N'y aurait-il pas une loi de pathologie générale que nous ignorons encore, d'après laquelle la tuméfaction splénique ne serait dans les affections hépatiques qu'un phénomène coordonné ?

Les *troubles gastro-intestinaux* sont fréquents dans l'affection que nous étudions. La *constipation* peut être déterminée par la compression exercée par le liquide ascitique sur l'extrémité supérieure du rectum. Peut-être pourrait-on aussi invoquer l'état de la sécrétion biliaire qui peut être modifiée soit par la constriction des lobules hépatiques par le tissu de nouvelle formation, soit par l'état de la veine-porte. Celle-ci apporterait au foie les matériaux nécessaires à la sécrétion biliaire (Cohnheim et Litten).

La diminution ou la suppression de celle-ci permet d'expliquer la sécheresse et la décoloration des matières fécales, ainsi que le météorisme que l'on constate parfois, mais moins souvent peut-être, que dans la sclérose hypertrophique. L'intestin est distendu par des gaz parce que la bile ne l'excite plus à se contracter. On admet en effet que celle-ci favorise les mouvements de l'intestin quoique ce fait n'ait pas été constaté bien nettement (Vulpian).

A la constipation succède la *diarrhée* qui s'accompagne de troubles gastriques ; il faut sans doute les rattacher aussi à la dérivation sanguine qui s'opère par les veines accessoires qui émanent de la petite courbure de l'estomac, par le plexus veineux sous-muqueux de l'œsophage et par les veines hémorrhoïdales moyennes et inférieures.

La réplétion excessive de ces divers vaisseaux nous explique également les nombreuses hémorrhagies qui ont lieu à la surface de la muqueuse gastro-intestinale et la formation d'hémorrhoïdes. Comme le sang du plexus sous-muqueux de l'œsophage s'écoule par les veines bronchiques, nous ne serons pas surpris de voir survenir des hémoptysies.

Si la diarrhée est abondante, elle contribue à l'amaigrissement, lequel reconnaît pour causes les lésions des cellules hépatiques, les troubles de la digestion intestinale, et surtout la diminution de l'absorption veineuse à la surface de l'intestin, par suite de la stase et de l'accroissement de pression dans les radicules de la veine porte.

L'*urine* traduit le désordre des métamorphoses organiques. Elle est caractéristique. Rendue en petite quantité, elle est d'une couleur très-foncée, parce qu'une partie du pigment biliaire est éliminée par les reins; la proportion des urates est accrue; ces sels se déposent par le refroidissement sous forme d'un précipité rougeâtre très-épais : cet excès d'acide urique témoigne de l'évolution vicieuse des matières azotées.

L'urine de L... (obs. III) a varié de 150 grammes à 600 grammes en 24 heures; sa densité était de 1018; elle renfermait 8 grammes d'urée par litre; la proportion d'acide urique dépassait la normale; la quantité d'uroérythrine était augmentée. La chaleur révélait la présence d'un peu d'albumine.

Dans ces cas, la présence d'une petite quantité d'albumine ne peut pas faire conclure à une néphrite. Toutes les fois qu'il y a ascite, la compression des veines rénales peut, selon la remarque de Murchison, avoir pour conséquence de faire passer dans les urines une certaine quantité d'albumine. Rappelons que le malade dont il s'agit était également atteint d'une lésion cardiaque.

On tend à admettre que la sclérose s'accompagne d'une diminution de la quantité d'urée. Nous aurons bientôt l'occasion de nous étendre sur ce sujet. Constatons seulement ici que les découvertes de la chimie moderne ont confirmé le plus grand nombre des observations de l'ancienne médecine qui accordait une très-grande importance à l'examen du liquide sécrété par les reins. Aujourd'hui comme alors les urines sont un reflet de l'état du sang et un témoignage de la manière dont s'effectue la nutrition.

L'examen des urines doit donc occuper une place très-importante dans les moyens d'exploration au double point de vue du diagnostic et du pronostic. Les médecins des siècles passés ne le négligeaient pas, bien qu'ils ne pussent se livrer qu'à l'examen physique. Ce simple procédé a inspiré un magnifique tableau, qui figure dans les galeries du Louvre.

Nous voulons parler de la *Femme hydropique* de Gérard Dov, peintre hollandais qui vivait dans la première moitié du XVIIe siècle.

Le médecin debout considère des urines peu abondantes et d'un rouge brun ; il tient le vase qui les renferme à la hauteur de ses yeux, comme pour juger de leur transparence. La malade est assise sur un fauteuil ; son visage décharné, osseux, pâle ; ses mains blanches et émaciées ; son ventre considérablement distendu ; son regard vague et languissant concordent avec la physionomie sévère et triste du médecin :

Tout annonce un pronostic fâcheux.

Diagnostic. — Diverses affections peuvent être souvent confondues avec la sclérose atrophique, surtout si celle-ci ne s'offre pas avec tous ses caractères habituels. Voici leur énumération rapide :

1° *Le cancer du pylore et du duodénum*, que l'âge du malade, son facies, la marche de la maladie permettront souvent d'exclure.

2° *Dans la péritonite chronique* on sent un empâtement

des anses intestinales : le malade est miné par une fièvre hectique, l'auscultation révèle souvent la présence de tubercules dans les poumons. Pourtant, il se présente des difficultés sérieuses et nous avons vu nos maîtres dans les hôpitaux hésiter entre ces deux diagnostics jusqu'au moment où l'autopsie révélait un foie cirrhosé.

3° *Une affection chronique de l'estomac* ne s'accompagne pas d'une ascite, d'un développement exagéré des veines préabdominales.

4° La *pyléphlébite* est adhésive ou suppurative. Dans ce dernier cas il y a une fièvre intense, des frissons répétés, la marche de la maladie est rapide.

D'autre part le développement lent de l'affection, l'état de l'appareil digestif, et quelquefois l'absence d'un catarrhe intestinal militent contre l'hypothèse d'une pyléphlébite adhésive.

5° Dans le *mal de Bright* nous avons de la bouffissure de la face; l'ascite n'apparaît pas avant l'œdème des membres; l'examen des urines révèle enfin une plus grande quantité d'albumine.

6° Voyons, en dernier lieu, les raisons qui ont fait diagnostiquer (obs. III) une cirrhose alcoolique en même temps qu'une cirrhose cardiaque.

Celle-ci nous était révélée par l'examen du cœur et nous croyons pouvoir ajouter par le volume même du foie ; car ce dernier organe n'est pas aussi volumineux que chez notre malade, dans la période de début de la cirrhose atrophique.

L'unique motif qui ait pu faire songer à une cirrhose alcoolique, c'est l'apparition de l'ascite avant tout autre symptôme. L'examen des urines venait corroborer ce diagnostic.

Nous avons déjà dit que l'œdème des membres inférieurs n'était apparu que longtemps après l'ascite. C'est là un caractère très-important. Une augmentation de tension dans le système veineux général a pour conséquence une extravasation séreuse d'abord dans les parties les plus déclives, c'est à-dire à l'extrémité des membres inférieurs. Mais lorsque la gêne de la circulation est limitée à un point de l'organisme, aux veines intra-hépatiques, par exemple, la tension ne sera augmentée que dans la veine porte et c'est seulement au niveau de ses branches d'origine, qu'il y aura une exsudation et production d'ascite avant tout œdème des membres inférieurs.

La fréquence de la pleurésie compliquant la sclérose s'explique par la propagation de l'inflammation ou par voisinage ou par l'intérieur des lymphatiques dont M. Ranvier a montré la présence.

Nous signalerons aussi, sans tirer de conclusion, la fréquence de l'érysipèle.

MARCHE DE LA MALADIE. — La sclérose atrophique présente un certain nombre de périodes qui correspondent aux différentes phases de sa marche progressive. La période de début est marquée presque exclusivement par des troubles digestifs dyspepsie, vomissements, diarrhée, phénomènes qui n'ayant rien de spécial à la sclérose, n'éveillent pas l'attention du médecin. Après un temps assez long, les malades commencent à ressentir dans le ventre une sensation de gêne, de constriction, de pesanteur correspondant au premier degré de l'ascite. Le développement du ventre se fait lentement, progressivement, et bientôt le malade se voit dans la nécessité de faire élargir ses vêtements. Cette sensation de gène dans la constriction des vêtements est le premier phénomène auquel la plupart des malades rapportent le début de leur affection.

Avec le développement de l'ascite, on voit survenir généralement un peu d'œdème des membres inférieurs et une dilatation visible du réseau veineux préabdominal. Ces phénomènes de cause purement mécanique, engendrent de l'anorexie, des troubles digestifs, une dypsnée habituelle. Sous leur influence la nutrition s'altère et alors commence la troisième période caractérisée par un faciès pâle, anémique, un teint bistré et terreux, une émaciation considérable, visible surtout à la partie supérieure du corps qui forme un contraste frappant avec les parties inférieures infiltrées de sérosité et difformes.

Pronostic. La mort qui est l'issue fatale de la maladie, survient par l'aggravation progressive de ces troubles généraux, au milieu des symptômes d'une profonde cachexie.

Traitement. — Le début de la sclérose est marqué par une congestion subaiguë du foie. Les moyens que nous pouvons leur opposer sont les révulsifs.

En appliquant des vésicatoires par exemple, sur la surface cutanée, au niveau de l'hypochondre droit, on déterminera en ce point, une inflammation véritable avec exsudation et soulèvement épidermique, tandis qu'on fera contracter les nerfs vaso-moteurs du foie dont la quantité de sang se trouvera ainsi diminuée ; un effet plus intense serait obtenu par les cautères. Il est malheureusement rare que le malade se présente à cette période où un traitement raisonné arrêterait l'affection. Il faudrait dans ce cas proscrire les vomitifs auxquels les troubles gastriques provenant de l'alcoolisme pourraient faire songer ; l'émétique, en effet trop souvent répété, produit la congestion hépatique.

L'hyperplasie qui survient bientôt après pourra être combattue par les révulsifs et aussi par les altérants, et les sulfureux.

Les altérants parvenus dans l'organisme vivant le font autre ils s'y immobilisent pour un temps plus ou moins long et le modifient; tels sont le calomel qui produit la nécrobiose des éléments anatomiques, rend le sang plus fluide; l'iodure de potassium qui est un désassimilateur par excellence, fait résorber les néoplasmes de même qu'il détermine, si l'usage en est longtemps continué, la fonte des testicules et des mamelles; et enfin les alcalins sous l'influence desquels la nutrition interstitielle est modifiée; l'oxydation est plus parfaite, il est vrai, mais elle se trouve diminuée parce que le nombre des globules vecteurs est lui-même diminué. Les eaux de Vichy (Grande-Grille) sont très-efficaces contre l'hyperémie chronique du foie. Ce traitement sera utilement aidé par l'emploi des sulfureux qui, en excitant la circulation, facilitent les résorptions des néoplasmes; ils ont en outre l'avantage de favoriser l'élimination des urates par les sueurs et les urines mais ils sont contre indiqués lorsqu'un accès fébrile accompagne les poussées de péritonite.

Ces divers procédés thérapeutiques peuvent certainement enrayer la marche de l'affection, la guérissent-ils? Certains auteurs répondent par la négative.

Nous avons entendu M. Bucquoy dire qu'il avait par devers lui un cas de guérison certaine. Si celle-ci est aussi rare la faute n'en serait-elle pas aux habitudes alcooliques invétérées dont les malades ne peuvent consentir à se défaire?

Lorsque le tissu conjonctif a subi la transformation scléreuse, nous croyons la thérapeutique impuissante; le médecin en est réduit au traitement des symptômes.

L'ascite et l'œdème des membres inférieurs cèdent au moins momentanément à l'emploi des dérivatifs. La dérivation n'est autre chose que la révulsion avec sécrétion provoquée artificiellement d'une quantité plus ou moins abondante de liquide.

Le foie étant malade, la dérivation devra porter, soit sur la surface intestinale, soit sur le rein qui excrète normalement des substances analogues à celles qui constituent la sécrétion hépatique et jusqu'à la matière grasse ; les glandes sébacées se trouvant dans le même cas, on pourra les exciter à l'aide de glycérine introduite dans la circulation.

Nous agirons sur les reins, s'ils sont sains, par des diurétiques qui sont les éliminateurs des produits de dénutrition, des urates du sang et de l'urée. Le nitrate de potasse sera utilisé avec succès.

La dérivation intestinale sera obtenue par les purgatifs alcalins et les drastiques à la tête desquels nous placerons le calomel qui agira aussi comme altérant ainsi que nous l'avons vu, c'est cette double propriété qui rend ce médicament si précieux dans les maladies du foie. Après lui nous citerons l'eau-de-vie allemande, le jalap, la scammonée, etc.

La rhubarbe sera indiquée pour la constipation atone qui survient lorsque la sécrétion de la bile est très-diminuée. La diarrhée au contraire sera redevable du diascordium et du sous-nitrate de Bismuth.

L'activité des fonctions digestives souvent languissantes sera entretenue par des toniques, des amers, des absorbants.

Enfin la paracentèse sera indiquée lorsque seront réunies les indications que nous signalerons dans le chapitre suivant.

FORME ANOMALE DE LA SCLÉROSE ATROPHIQUE

Nous décrivons sous le nom d'*anomale*, une variété de sclérose qui a revêtu une forme irrégulière par la modification plusieurs symptômes classiques importants. Il s'agit d'un cas dans lequel nous n'avons observé ni le teint particulier des cirrhotiques, ni la dilatation des veines sous-cutanées abdominales, ni les caractères ordinaires des urines.

Nous avons donné une place spéciale à cette observation, afin de mieux montrer que les symptômes dépendent du degré de la lésion et du point que celle-ci occupe dans la masse hépatique,

C'est à l'obligeance de M. le Dr Landouzy, chef de clinique, que nous devons l'histoire du malade. Une leçon de M. le professeur Hardy (1) nous guidera dans la discussion des symptômes.

Observation V.

Le nommé O... (Maxime), âgé de 50 ans, horloger, est entré le 19 novembre 1878 à l'hôpital de la Charité, salle Saint-Charles, nº 23, service de M. Hardy. Ce malade, né dans le département de Seine-et-Oise, a un tempérament nervoso-sanguin et présente une forte constitution.

Antécédents héréditaires. Père toujours bien portant. Mort à 94 ans. Mère, morte à 87 ans, d'un cancer de la face. Sœur bien portante.

Antécédents personnels. Pas, si l'on en excepte deux ou trois blennorrhagies. Pas de syphilis. Pas de fièvres intermittentes. Rien

(1) Reproduite dans la *Gazette médicale* de Paris, 1879, nº 1.

qui ressemble à des coliques hépatiques. Jamais de jaunisse. Il a passé près de vingt ans en Angleterre, à Londres (horloger-bijoutier), où il ne prenait pas de vin; il buvait *régulièrement* 2 litres de bière, par hasard de l'eau-de-vie.

Début de la maladie actuelle. En septembre 1876, à Londres, sans cause appréciable, malaise puis douleur de ventre, siégeant surtout dans la région ombilicale et apparaissant principalement après les repas..... Peu de temps après, douleurs semblant se fixer vers l'hypochondre gauche; douleurs peu vives, ressemblant plutôt à une gêne continue qu'à une véritable douleur.

Cependant ni la face, ni l'état général, ni l'appétit ne semblent intéressés. Bientôt il s'aperçut que le ventre grossissait « surtout par en bas. »

Il consulte divers médecins qui ordonnent des drastiques, pris sans amener aucune modification. Rentré en France en 1877, il passe d'abord de longs mois à la campagne, où les douleurs et le gonflement du ventre semblent s'arrêter. Puis il entre à l'hôpital de la Charité, le 11 janvier 1878, salle Saint-Charles, n° 21.

Jusque-là, à peine des troubles digestifs, conservation de l'appétit, selles à peu près régulières, sans diarrhée, jamais d'hémorrhagies d'aucune sorte. N'a remarqué aucune modification dans les urines.

O..., fortement charpenté, encore assez musclé, a la figure amaigrie, un peu pâle, plaquée de rouge aux pommettes; pas de teinte cachectique; on ne peut pas dire que le malade ait le teint d'un cirrhotique. Partie supérieure du corps plus amaigrie, plus sèche que la partie inférieure.

Développement énorme de l'abdomen, qui a pris une *forme d'outre* à grosse tubérosité inférieure; circonférence au niveau de l'ombilic, 113 cent. La peau, au niveau de la cicatrice ombilicale, est soulevée sous forme d'une tumeur fluctuante, transparente, réductible, un peu violacée. Ventre manifestement distendu par une ascite énorme; pas d'œdème des parois abdominales; c'est à peine si l'on voit sur les flancs et les hypochondres se dessiner quelques lignes bleuâtres correspondant au trajet des vaisseaux épigastriques. Absolument pas de douleurs spontanées ou provoquées.

O... a pris l'habitude de soutenir son ventre « comme le font les femmes » avec une ceinture hypogastrique.

Le soir, quand la station verticale a été prolongée, œdème malléolaire mou, disparaissant par le repos au lit.

Diaphragme refoulé vers la cavité thoracique par l'abondance du liquide. Impossible de limiter exactement le foie qui ne paraît ni gros, ni douloureux, et la rate qui paraît un peu grosse.

Rien dans les poumons et le cœur. Apyrexie complète, conservation des forces et de l'appétit. Urines normales comme *couleur* et densité, non albumineuses. Après s'être assuré que les urines n'étaient pas glycosuriques, on donne à O... 100 grammes de sirop de sucre par jour; les premiers jours, on décèle du sucre dans les urines, puis l'analyse devient douteuse, et bientôt on ne trouve plus rien.

Alimentation ordinaire. Traitement : 1 gramme d'iodure de potassium par jour. Pityriasis versicolor couvrant sous forme de larges plaques brunâtres la plus grande partie de la région antérieure de la poitrine. Il disparaît sous l'influence de badigeonnages iodés, de frictions et des bains sulfureux.

L'état général continue, le facies reste le même ; pas de troubles digestifs, mais augmentation de l'ascite; œdème des membres inférieurs qui envahit les cuisses; œdème des bourses ; essoufflement au moindre effort.

Fin juillet. Paracentèse abdominale, sans incident, donnant 9 litres d'un liquide citrin, non filant. Après la ponction, l'examen des hypochondres fait voir que le foie a plutôt un peu diminué qu'il n'a augmenté; quant à la rate, elle paraît un peu grosse. L'œdème des membres inférieurs cesse rapidement.

O... est évacué dans le service de M. Vulpian (remplacé par M. Dieulafoy), où l'on porte le diagnostic *cirrhose* et où l'apparition nouvelle d'œdème et le développement énorme du ventre forcent à faire une ponction qui donne 13 litres d'un liquide de même aspect que celui retiré précédemment. Quelques jours après (août 1878), O... quitte l'hôpital sur sa demande. Il passe sans incident le mois de septembre dans le département de Seine-et-Oise; l'état général est bon; pas de troubles digestifs; le ventre augmente très-lentement.

Fin octobre. Il s'en va en Bourgogne, où il croit bien faire de boire (sans excès, par manière d'essai thérapeutique) du vin blanc. Il souffre alors de quelques troubles digestifs ; dyspepsie, appétit irrégulier ; en même temps, il voit son ventre grossir rapidement. Il revient dans le département de Seine-et-Oise, se trouve mieux, mais n'a plus ni les forces ni l'appétit qu'il avait en partant pour la Bourgogne.

Rentré à la Charité le 19 novembre 1878, O... présente un faciès un peu amaigri, fatigué; même aspect général ; pas de teinte spéciale ; peut-être un peu d'affaiblissement général ? La partie supérieure du corps est sèche et maigre, tandis que les masses musculaires des cuisses et des jambes sont mieux conservées ; un peu d'œdème malléolaire; anorexie presque complète depuis une dizaine de jours ; pas de diarrhée.

Abdomen très-distendu, ventre de batracien ; pas d'œdème de la paroi. Même absence de circulation supplémentaire bien nette. Même pointe en hernie de la cicatrice ombilicale ; hernie tremblotante, violacée ; circonférence ombilicale, 1^{m},03. La percussion de l'hypochondre, le malade étant dans le décubitus dorsal, donne une matité qui remonte jusqu'à la quatrième côte. L'existence d'un épanchement ascitique n'est pas douteux. La percussion de l'hypochondre gauche, le malade étant également dans le décubitus dorsal, donne, au niveau de la ligne axillaire, une submatité remontant jusqu'à la sixième côte. Impossible, par la palpation, de rien provoquer ou *sentir* qui puisse donner une notion certaine du volume du foie et de la rate.

Pas de démangeaisons. Sommeil bon.

Poumons. Rien.

Cœur. Volume normal ; peut-être, sur le bord droit du sternum, en bas, premier bruit un peu roulé au lieu d'être frappé?

Urines. Elles présentent une coloration normale ; elles ne laissent pas de dépôt ni d'enduit rougeâtre, et n'en ont jamais laissé. La quantité moyenne dépasse 1 litre par vingt-quatre heures ; leur densité est de 1015, leur réaction très-facilement acide ; elles ne renferment ni sucre ni albumine.

Prescription. Iodure de potassium, 1 gramme par jour.

21 novembre. O... se dit bien et prétend qu'il se sent déjà mieux ; en tout cas, l'appétit, qui avait faibli ces jours derniers, reparaît, et le malade mange trois portions ordinaires, plus un beefsteak au cresson chaque matin.

Outre l'iodure de potassium, O... prend chaque jour 100 gr. de sirop de sucre. Le sucre n'apparaît pas dans l'urine.

4 décembre. Même état général bon. Même conservation d'ap-

pétit ; pas de troubles digestifs, une selle régulière par jour. Pas de modification des urines.

Augmentation de volume du ventre qui, dans le décubitus dorsal, déborde fortement de chaque côté du bassin. Circonférence ombilicale, 1m,13 ; sensibilité grande de la petite pointe de hernie ombilicale très-distendue. Œdème malléolaire ; sensation de distension du ventre ; haleine courte. Suppression de l'iodure de potassium.

Le 6. Ponction avec un gros trocart, à l'union de la fosse iliaque et du flanc gauche ; issue lente et facile de 14 litres d'un liquide citrin tirant très-légèrement sur le vert quand il est vu en masse ; liquide un peu sirupeux au doigt et coulant absolument comme le ferait du sirop de sucre. Sa densité est de 1016 ; il ne donne pas lieu, par le repos, au moindre coagulum.

Le 7. Le malade se lève une partie du jour. Appétit, sommeil bon.

Le 8. Examen abdominal profond partout indolore. Certaine quantité de liquide gêne encore l'examen ; on n'arrive pas par la palpation à déterminer les limites ni la forme du foie et de la rate. La percussion des hypochondres donne, le malade étant dans le décubitus horizontal, dans des limites presque identiques, les mêmes résultats que la percussion dans la station verticale ; pourtant les zones de matité sont, dans ce cas, plus facilement déterminées.

Le 9. La percussion dans la station verticale n'est pas douloureuse. Elle permet de délimiter, ainsi qu'il suit, la matité donnée par le foie et la rate.

Foie. La limite de la matité *en avant et en dehors* correspond au troisième espace intercostal, au niveau du bord supérieur de la quatrième côte ; *en dehors*, à une ligne amenée du mamelon ; *en bas et en avant*, à 0,01 au-dessus du rebord des fausses côtes ; *en bas et en dehors*, à 0,02 au-dessus du rebord costal ; le plus grand diamètre vertical mesure 0,09.

Rate. Elle donne une matité étendue au niveau de la ligne axillaire, du sixième au neuvième espace intercostal ; commençant en avant à 0,03 en dehors du mamelon et finissant en arrière, en un point qu'il est difficile de déterminer. Le plus grand diamètre vertical est de 0,08 cent.

Le 28. Aucun incident. Etat général bon. Appétit ; digestions faciles ; sommeil. L'ascite n'augmente pas.

Janvier 1879. L'appétit baisse un peu ; l'ennui semble gagner le malade qui, sur notre conseil, retourne (17 janvier) chez lui, décidé, au cas où il surviendrait quelque chose, à rentrer à la Charité.

Analyse chimique des urines faite par M. le Dr Albert Robin.

Dates.	Quantité.	Densité.	Urée.	Ac. urique.	Chlorure.	Mat. S.
Novembre.						
23	1300	1017	12	0,18	8,50	52
24	2250	1012	15	0,36	9	62
25	2250	1011	19,25	0,27	9,50	60
26	1300	1016	15,75	0,46	6	48
27	800	1020	12,75	0,08	4	37
28	1600	1017	17	0,56	6	64
29	1500	1016	21	0,52	7,75	58
30	1500	1017	15,75	0,31	11,25	57
Décembre.						
1	2250	1011	16,50	0,32	8,50	48
2	1300	1017	12	0,36	6,75	40
3	1500	1012	11	0,38	9,25	50
4	1800	1015	14	0,68	5	63
5	1000	1016	12,50	0,31	4,25	38
6 ponct.	800	1018	7	0,26	6,25	35
7	800	1025	10,25	0,20	10,75	48
8	2200	1019	15,50		11	98
9	2500	1010	17,50		15	58
10	1750	1015	16,50			63
11	2000	1017	18,25			90

DISCUSSION.

En lisant cette observation, on est frappé de plusieurs caractères : 1° Malgré l'abondance de l'épanchement, il n'existe pas trace de circulation collatérale dans l'épaisseur des parois abdominales, au niveau desquelles on remarque seulement quelques lignes bleuâtres, correspondant au trajet des vaisseaux épigastriques. 2° Aucun trouble de la santé générale n'est à noter, en dehors des désordres fonctionnels liés au développement de l'ascite. Les fonctions digestives s'exécutent bien, en dépit de la gène permanente occasionnée par la compression de l'estomac. 3° La qualité des urines. Essayons de nous rendre compte de ces particularités : 1° La circulation collatérale a pour objet de ramener vers la circulation générale le sang de la veine porte, qui a trouvé dans le foie un obstacle à son libre cours. Elle s'effectue par des voies de dérivation qui communiquent par une extrémité avec les veines épigastriques et mammaires internes et avec les veines tégumenteuses de l'abdomen, et se terminent par l'autre extrémité, sur le bord tranchant du foie, à l'entrée du sillon longitudinal. Or, ces veines ne pourront permettre au courant sanguin de se diriger vers les veines principales du membre inférieur, qu'autant que l'obstacle dans le foie siégera au delà de leur point d'origine. Comparons de nouveau l'acinus hépatique à une mûre; et supposons que la veine accessoire prenne son origine à la base du fruit; si la circulation est gênée dans les lobules du sommet ou ceux de la périphérie, le sang trouvant un obstacle en aval, et éprouvant en amont la résistance représentée par la vis à tergo, refluera par la voie de dérivation. Si, au contraire, la circulation est gênée au niveau même de l'axe central de ce fruit, le sang ne pouvant pas arriver jusqu'à l'origine même de la veine accessoire, opposera une résistance à la colonne sanguine qui suivra, et la tension se trouvant ainsi augmentée dans la veine porte, l'épanchement péritonéal sera abondant, tandis que la dilatation du réseau veineux abdominal fera défaut.

Ne pourrait-il pas arriver aussi que la sclérose envahit en premier lieu la partie du foie où les veines accessoires prennent origine et les oblitérât ? Il serait intéressant d'observer les faits cliniques à ce point de vue, de rechercher les parties du foie le plus souvent atteintes, si c'est le lobe droit ou le lobe gauche, et, dans un lobe donné, si c'est le bord antérieur ou un point central.

Une troisième circonstance peut enfin se produire. Si, en effet, la veinule, près de laquelle est située la veine accessoire, est saine, et que la circulation s'opère sans obstacle, dans son département, il n'est pas de raison pour l'établissement d'une circulation collatérale.

2° Un raisonnement analogue peut être invoqué pour expliquer l'absence de troubles gastriques, par défaut de dérivation du sang vers les veines œsophagiennes et stomacales. Quant à l'amaigrissement et à la cachexie, leur manifestation est retardée par le bon état des fonctions digestives, et surtout par la conservation du travail des cellules hépatiques. Une grande partie de celles-ci peuvent être épargnées par la lésion ; elles peuvent continuer à sécréter la bile, à transformer le sucre. Un fait qui vient à l'appui de cette opinion, c'est que la glycosurie artificielle ne nous a donné que peu de résultats ; et si le succès de cette expérience n'est pas de nature à autoriser le diagnostic de cirrhose, nous avons du moins des raisons sérieuses pour croire à la conservation d'un grand nombre de cellules hépatiques, lorsque nous ne retrouvons pas dans l'urine le sucre ingéré par l'estomac. Le malade a, en effet, pris pendant plusieurs jours 100 grammes de sucre ; nous n'avons recueilli qu'une seule fois des traces insignifiantes de glycose.

Cette intéressante expérience est une application des travaux de Cl. Bernard ; elle est due aux recherches de MM. Colrat (de Lyon), Couturier et Lépine. En voici l'interprétation : à l'état normal, le foie emmagasine les matériaux sucrés que le sang de la veine porte lui apporte, et les transforme avant de les déverser dans la circulation générale, où ils sont brûlés au fur et à mesure. Dans les conditions normales, les urines ne contiennent point de sucre ; mais, lorsque le tissu du foie est profondément altéré, comme cela a lieu dans la cirrhose, et lorsque le réseau de la veine porte est oblitéré, le sang, qui arrive au foie chargé du sucre puisé dans l'intestin, passe directement dans la circulation générale sans subir l'élaboration hépatique, et la présence de cet excès de sucre dans le sang, donne lieu à une glycosurie passagère.

Mais l'apparition de cette glycosurie artificielle n'est pas constante ; nous l'avons vue manquer un certain nombre de fois ; d'autre part, elle peut tenir à des doses trop élevées de glycose ; c'est ainsi qu'on peut la déterminer chez l'homme sain avec 200 grammes de sirop de sucre (1).

3° Il nous reste à examiner les caractères des urines. Pour cela, nous mettrons en parallèle les caractères des urines de notre malade et ceux qu'elles présentent ordinairement dans les cas de sclérose vulgaire.

Nous avons constaté une augmentation de quantité au lieu d'une diminution ; une diminution de densité au lieu d'une augmentation ; une réaction neutre ou légèrement acide, au lieu d'une réaction franchement acide ; une quantité d'urée normale ou même augmentation, eu égard au chiffre moyen de rendement d'urée chez les malades d'hôpital au lieu d'une diminution ; une augmentation des chlorures et des matériaux solides.

En outre, elles étaient d'une coloration jaune pâle, et, par le repos, elles laissaient déposer un sédiment blanc grisâtre, formé de phosphate ammoniaco-magnésien ; tandis que dans la cirrhose, elles ont une coloration rouge foncé due à la présence de l'hémaphéine et de l'urochrome, et il se forme, par le repos, un précipité rouge brique d'urate de soude, coloré

(1) M. Valmont.

par l'urochrome. Des caractères aussi opposés ne nous permettent pourtant pas de rejeter l'existence de la cirrhose, car plusieurs fois l'autopsie a démontré l'existence d'une sclérose alors que le malade n'avait jamais rendu que des urines à peu près normales.

L'urine, a dit Vieussens, est la lessive du sang (1) L'eau des boissons lave, en effet, le sang et s'écoule par le rein, entraînant les impuretés. Celles-ci, c'est-à-dire les matières solides de l'urine, viennent, ou des aliments, ou des déchets de la substance même du sang, ou encore des produits de désassimilation des tissus. L'urée est l'excrément des matières azotées, oxydées, transformées, usées, et provient, en grande partie, des aliments albuminoïdes, utilisés ainsi immédiatement, *probablement* pour le besoin de la chaleur animale ou de la formation de la graisse de réserve par le foie(2). La quantité de l'urée varie : 1° avec l'abondance et la matière des aliments ; 2° avec la manière dont s'effectue la digestion ; 3° avec l'état de cachexie ; 4° avec l'activité physiologique ou maladive ; 5° avec l'œdème ou l'ascite ; l'urée pouvant se déposer dans les sérosités ; 6° avec l'administration de la digitale qui en diminue le taux ; 7° enfin avec les différentes heures de la journée (3), ainsi que M. Paul Bert l'a expérimenté sur lui-même pendant vingt-cinq jours.

Cependant des travaux modernes, en particulier ceux de Heynsius, Kuhne, Meissner, Cyon ; des observations pathologiques de MM. Charcot, Brouardel, Murchison, tendent à cette loi générale formulée par M. Brouardel dans son Mémoire sur l'urée et le foie « que, dans les maladies du foie, la

(1) Voir *Cours d'histologie* de M. Farabeuf.

(2) Ibidem, n° 12, p. 3.

(3) *Phases horaires de la sécrétion de l'urée et de l'urine.* Communication faite à la Société de biologie, séance du 20 juillet 1878.

quantité d'urée formée et éliminée en vingt-quatre heures, est sous la dépendance de deux influences principales : 1° L'intégrité ou l'altération des cellules hépatiques ; 2° l'activité plus ou moins grande de la circulation hépatique. » Murchison attribue, en outre, au foie, la formation de l'acide urique libre ou combiné, ainsi que celle d'une matière colorante spéciale, intimement unie à lui. Malgré l'autorité de ces habiles expérimentateurs, nous pensons que cette théorie a encore besoin d'être confirmée par de nouveaux faits cliniques. Notre collègue et ami, M. Valmont, dans une thèse récente (1), a signalé, en effet, un certain nombre d'observations dans lesquelles l'examen des urines, fait avec beaucoup de soin, l'a conduit à un résultat différent.

La quantité de l'urée ne peut donc pas suffire pour infirmer le diagnostic de sclérose du foie, que certains autres symptômes autorisent à porter.

Si ces urines ne rentrent pas dans le cadre classique de la sclérose, elles n'en présentent pas moins un grand intérêt au point de vue thérapeutique.

En effet, l'étude du tableau dans lequel nous avons exposé l'analyse chimique des urines, nous montre relativement à l'urée et aux matériaux solides, trois phases bien distinctes :

1° Une phase d'oscillations assez régulières ;

2° Une chute profonde et progressive ;

3° Une ascension considérable qui suit cette dépression.

1° La première période correspond à la formation de l'ascite ; la nutrition est à peu près normale, comme l'indiquent les oscillations peu étendues des trois courbes.

2° Pendant la deuxième période, il y a une diminution progressive des matériaux solides et des chlorures. Ce fait

(1) *Des cours de variations de l'urée dans quelques maladies du foie.* Th. Paris, 1879.

correspond à une diminution entre les échanges organiques et à une nourriture moins abondante ; il peut être expliqué de deux manières : ou bien l'urée et les chlorures ont passé en partie dans la sérosité de l'abdomen et dans celle des membres inférieurs ; ou bien encore, par suite de la production de l'ascite, il s'est formé une réserve albumineuse dans l'abdomen, réserve soustraite aux oxydations, et empruntée à la quantité qui aurait dû être brûlée.

Les 14 litres de liquide ascitique renferment près de 400 gr. de matériaux solides. Ce n'est pas seulement la somme des oxydations qui est diminuée, leur nature a été modifiée. Elles sont moins parfaites, et l'on voit l'acide urique n'atteindre son maximum que quand l'urée est à son minimum.

Il faut tenir compte, en outre, des troubles digestifs et pulmonaires occasionnés par la présence de l'ascite, et qui ont pour résultats de gêner l'hématose dans ses conditions fondamentales. C'est, en effet, à mesure que l'ascite augmente, qu'on voit les échanges diminuer et devenir moins parfaits sous l'influence des conditions déjà énumérées, et que nous résumons ainsi :

a) Formation d'une réserve albumineuse ;

b) Marche de la maladie elle-même ;

c) Diminution de l'alimentation ;

d) Troubles mécaniques dus à l'ascite.

3° Quand la maladie est arrivée à ce point, la ponction devient nécessaire ; alors commence la troisième période où l'on voit l'urée et les matériaux solides, ainsi que la quantité de l'urine, remonter d'un seul coup à un taux plus élevé qu'avant la descente.

Nous pouvons tirer de ces faits des applications thérapeutiques que M. Hardy a ainsi formulées dans une leçon : « Dans un cas d'ascite, quand on voit survenir du côté des urines une diminution de quantité, une augmentation de densité, une diminution de l'urée et des matériaux solides, une augmentation de l'acide urique et une diminution des chlorures, le tout d'une manière progressive, si ce syndrome urologique coïncide avec des phénomènes cliniques généraux et locaux que l'on puisse attribuer au volume de l'ascite, la ponction est indiquée. On peut prévoir, en quelque sorte, son urgence par la contemporanéité des premiers troubles généraux et locaux avec les premiers troubles gastriques, les uns et les autres empruntent à leur coïncidence une valeur qu'ils n'auraient pas s'ils étaient restés seuls (1). »

Diagnostic. — En présence de ces caractères négatifs, de l'absence de troubles généraux, d'amaigrissement, de cachexie, de l'absence de circulation supplémentaire vers l'abdomen, nous devons examiner les raisons qui nous font croire à l'existence d'une sclérose hépatique chez notre malade. Nous sommes conduit à ce diagnostic par exclusion, et parce que si nous rejetions la sclérose, nous serions obligé d'admettre une ascite simple, primitive, idiopathique, hypothèse évidemment contraire à la clinique et à l'observation. Ce diagnostic est confirmé par la reproduction de l'épanchement après des ponctions réitérées, reproduction qui témoigne d'une lésion profonde et irrémédiable du côté du foie.

Ces évacuations répétées sont une cause d'affaiblissement; rapprochées de l'ancienneté de la maladie, de la marche fatale et progressive des accidents, elles témoignent de la gravité du *pronostic.*

Le traitement est celui de la sclérose vulgaire.

(1) Loc. cit.

CHAPITRE III.

DE LA SCLÉROSE HYPERTROPHIQUE AVEC ICTÈRE CHRONIQUE.

Hypertrophie scléreuse du foie.
Sclérose d'origine biliaire.

Définition. — La sclérose hypertrophique, considérée au point de vue histologique, peut être définie : « une inflammation interstitielle caractérisée par la formation nouvelle du tissu conjonctif embryonnaire ou adulte dans la charpente fibreuse du foie, accompagnée d'une induration fibreuse avec hypertrophie et de lésions diverses du parenchyme propre de cet organe » (Cornil.)

Elle est surtout caractérisée par la diffusion des altérations du tissu interstitiel, par la pénétration, d'une manière diffuse, des lobules hépatiques par le tissu épaissi.

Ces quelques lignes suffisent pour faire voir combien la dénomination de sclérose hypertrophique est défectueuse. Le terme *hypertrophie* (ὑπὲρ, préposition qui exprime un excès, et τροφὴ, nutrition) désigne une augmentation, soit du nombre, soit du volume des éléments anatomiques propres d'un organe, sans altération réelle de sa structure.

Or, il faut distinguer dans le foie : 1° un élément anatomique principal qui fait que cet organe ne ressemble pas à un autre et qu'il a des propriétés spéciales, c'est la *cellule hépatique* qui, suivant certains auteurs, serait seule chargée de sécréter la bile et de modifier la composition du sang ;

2° Des éléments anatomiques secondaires, communs à

plusieurs organes et se montrant partout avec les mêmes caractères fondamentaux : c'est, entre autres, le tissu cellulaire qui enveloppe le foie et pénètre dans l'intervalle de ses lobules.

Par conséquent, pour qu'il y ait hypertrophie du foie, il faut que le tissu hépatique ait subi une augmentation de volume. Dans la cirrhose hypertrophique, au contraire, les cellules hépatiques ont diminué de volume ; elles sont revenues sur elles-mêmes, elles sont atrophiées ; mais, à côté d'elles, l'élément accessoire a pris un développement considérable.

Il serait donc préférable de rapprocher du terme hypertrophie un mot qui indiquât mieux la nature de l'élément développé. Aussi la dénomination d'*hypertrophie scléreuse* du foie, proposée par notre excellent maître M. Hardy, nous paraît-elle plus précise.

Observation VI (Personnelle).

Le 2 décembre 1876, entrait à la clinique de la Charité, salle Sainte-Anne, lit 16, la nommée Willalb... (Mercédès, âgée de 28 ans, cuisinière.

Née à Guadalaxarra (Mexique), cette jeune femme est d'un tempérament nervoso-sanguin, d'une bonne constitution. Elle est nullipare; a été réglée à 13 ans, régulièrement depuis ; ne présente, comme antécédents, que des fièvres intermittentes sans gravité qu'elle eut dans son enfance. Il y a dix ans, elle alla en Algérie, où elle fut prise de dysentérie, laquelle fut suivie de diarrhée pendant trois mois. Peu de temps après elle vint en France.

Il y a trois ans, accès de coliques hépatiques de courte durée et suivi d'un ictère généralisé qui persista plusieurs semaines.

A partir de ce moment, la malade se sentit faiblir ; son ventre grossit graduellement et considérablement. Pendant dix-huit mois les règles disparurent. De temps en temps un point de côté survenait dans l'hypochondre droit, retentissant dans l'épaule et rendant l'inspiration douloureuse; puis cette douleur disparaissait. Mais à l'ordinaire, la malade présentait une inappétence absolue, des selles diarrhéiques, et parfois des vomissements et des épistaxis se produisaient.

Inquiétée de cet état, la malade passa deux mois environ aux eaux d'Ax (Ariége) et revint tellement améliorée qu'elle se considérait comme guérie.

Mais au commencement de novembre 1876, cette femme, qui habitait Paris depuis un an et qui avait même fait un séjour très-court dans un hôpital pour un peu d'embarras gastrique, était au Vésinet depuis deux ou trois jours lorsque ses compagnes l'avertirent qu'elle jaunissait.

Au bout de quelques heures, la malade fut prise d'une violente douleur épigastrique s'irradiant en ceinture, remontant le long du rachis entre les deux épaules. La douleur avait le caractère expulsif; en un mot, cette femme décrit explicitement un accès de colique hépatique; cet accès dura cinq ou six jours, puis disparut. C'est au milieu même de cet accès que la malade, ramenée dans les hôpitaux de Paris, entra à la Clinique le 2 décembre.

A *son entrée* elle présente sur la peau et les conjonctives une coloration jaune verte; le tissu cellulaire qui avoisine les veines ranines est également coloré Elle éprouve depuis quatre jours dans la région hépatique une douleur excessivement vive, lancinante, s'irradiant vers l'épaule, et augmentée par la pression. Quand il survient une exacerbation, — ce qui arrive surtout le soir, — les élancements sont tellement violents qu'ils arrachent des cris à la malade et déterminent des syncopes.

On réveille une vive douleur par la pression de la région du canal cholédoque. Langue blanche, saburrale; inappétence, vomissements muqueux colorés en jaune; diarrhée habituelle, selles un peu colorées en brun. Pouls petit, lent, pas d'état fébrile. Le foie remonte en haut jusqu'au mamelon et déborde en bas le rebord costal de trois travers de doigt. La rate donne une matité verticale de cinq travers de doigt. Vue des objets en jaune. Urines couleur de cognac très-foncé, avec un reflet vert; traitées par l'acide nitrique, elles prennent une coloration verte très-tranchée.

M. Hardy diagnostique une hépatite consécutive à une lithiase biliaire.

Prescription. Chiendent nitré; bicarbonate de soude, 2 grammes; lait, injection de morphine; bains alcalins.

5 décembre. Langue blanche; selles d'un jaune clair.

Le 8. Douleur très-vive dans la région du canal cholédoque.

Le 12. Amélioration légère; pas de vomissements. *Prescription :* 4 capsules de térébenthine et 10 gouttes d'éther.

Le 15. Hier soir, douleur vive dans l'hypochondre droit; en ce moment, la température vaginale était de 39°; ictère moins intense; foie légèrement diminué de volume sans avoir perdu de sa sensibilité. Insomnie. Légère hémorrhagie interne consécutive aux règles qui avaient coïncidé avec l'accès. *Prescription :* 1 pilule d'opium de 25 milligr.; cataplasmes laudanisés.

Le 18. Ictère peu marqué; foie gros et douloureux.

Du 19 au 22. Etat général meilleur; diminution des divers phénomènes, mais miction rare et difficile. On cherche en vain des traces de calcul dans les matières fécales.

Le 27. Le foie grossit de jour en jour; il forme à l'épigastre une saillie arrondie, régulière, mate et non fluctuante; le lobe gauche est en voie de développement.

On constate dans l'abdomen, indolent partout ailleurs qu'au niveau du foie, une sensation obscure de fluctuation.

La *rate* hypertrophiée devient sensible à la pression. Insomnie presque absolue. Application d'un vésicatoire volant sur la région hépatique.

2 janvier. La malade, toujours ictérique, ne mange pas, maigrit, a des douleurs subcontinues qui exigent des piqûres journalières de morphine.

Le 3. Langue saburrale. Anorexie. *Prescription* : Ipéca stibié. Bromure de potassium, 2 grammes.

Le 10. Etat général toujours grave. Amaigrissement notable. Perte de forces. Ictère intense. Urines peu colorées. *Prescription*: Tisane de saponnaire avec bicarbonate de soude, 2 grammes.

Le 15. La malade a perdu tout appétit, se plaint continuellement, vomit presque tout. Elle se ramène elle-même en chien de fusil comme une cachectique. Au moment de la visite, elle a des frissons réitérés et un léger mouvément fébrile sans sueurs profuses. Cette fièvre intermittente quotidienne, symptomatique, s'établit et subsiste jusqu'à la fin.

Le 16. Douleurs dans les deux épaules. Ictère plus foncé. Urines rougeâtres. Constipation. *Prescription :* Huile de ricin, 15 gr.

Le 18. Ictère vert. Douleurs intenses.

Le 20. Douleurs musculaires. Crampes dans les mollets.

Le 22. Douleurs continuelles, atroces, non plus circonscrites dans la région hépatique, mais s'étendant dans tout l'*abdomen*. Plaintes et gémissements. Vomissements muqueux, soif vive. On constate l'existence d'un épanchement liquide dans le péritoine.

Le diagnostic *péritonite secondaire* est porté.

La mensuration du foie donne les dimensions suivantes :

Diamètre	sterno-pubien.....	10	centimètres.
—	cléido-iliaque.....	20	—
—	axillaire..........	11	—

Son bord inférieur recouvre en montant obliquement tout l'épigastre comme d'un tablier.

Prescription. Julep gommeux avec extrait d'opium, 0,03 ; 2 potages. Cataplasmes laudanisés. Soir. T. V. 40°,2.

Le 23. Douleurs dans tout l'abdomen. Météorisme accusé. Vomissements. T. V. 39°,6.

Le 24. La péritonite a fait des progrès. Ventre ballonné, uniformément distendu. Douleurs incessantes. Vomissements répétés, sept ou huit par jour ; ils sont composés de matières filantes, jaunes, n'offrant rien de caractéristique. Diarrhée glaireuse colliquative. Insomnie, délire, rêves effrayants. Pas d'albumine dans les urines.

Soir. Dans l'après-midi, la malade voit des animaux devant elle, dans la salle : ces hallucinations se renouvellent la nuit.

Le 25. Prostration. Affaiblissement extrême. Intumescence générale du ventre qui est le siége d'une douleur entièrement intense. Pas de vomissements. Diarrhée blanchâtre. La moindre pression à la région hépatique réveille une vive douleur. L'épanchement péritonéal est augmenté ; on sent la fluctuation d'un côté à l'autre. Urines albumineuses.

Le 26. Délire la nuit dernière. Ce matin, coma profond, d'où elle n'est pas sortie jusqu'à la *mort* arrivée le 27 janvier, à trois heures du matin.

Autopsie faite 30 heures après la mort par M. J. Renaut, chef de clinique. A l'ouverture du sujet, il s'écoule de la cavité abdominale une certaine quantité de liquide louche, ictérique dans lequel nagent des flocons de fibrine également ictériques. La rate adhère fortement au péritoine; elle est très-grosse; à sa surface sont établies des fausses membranes. Le grand épiploon est œdématié; les intestins présentent une coloration jaunâtre, ictérique, et leur tunique séreuse présente le piqueté inflammatoire de la péritonite au début.

Le *foie* présente une surface considérable dépassant le diaphragme dans la ligne post-chondro-sternale d'environ 12 cent. Il présente dans son diamètre vertical maximum une hauteur de 25 cent.; dans le sens transversal, il arrive jusqu'à la ligne de l'articulation chondro-costal gauche. Sa surface est bosselée; au centre de chacune de ces bosselures dont le diamètre varie de celui d'une tête d'épingle à celui d'un pois et même davantage, on voit une coloration rouge hyperémique au centre de laquelle se trouve un point jaune. Chacun de ces abcès ressemble à une pustule de la variole et fournit une goutte de pus. Quelques-uns sont groupés en forme de grappes. La surface qui n'est pas envahie est d'un vert olive pâle et parsemée de petits grains ressemblant à de la semoule et formés par des lobûles hépatiques en dégénérescence graisseuse. La face inférieure est semée de petits abcès dont l'un, gros comme un petit pois, est prêt à se rompre. La vésicule n'est ni enflammée, ni épaissie; on n'y sent pas de calculs.

On trouve sous le lobe gauche un foyer considérable retenu par des adhérences péritonéales voisines du cardia et une grande quantité de pus verdâtre très-fétide. Ce foyer ayant été ouvert donne lieu à l'écoulement d'une masse considérable de pus. Cet abcès siége sous la partie postérieure du lobe gauche du foie confinant exactement au cardia; à ce niveau, le pus était maintenu dans de larges anfractuosités jaunâtres par des adhérences péritonéales.

En pénétrant dans le foie par une coupe, on reconnaît tout d'abord qu'il existe dans le lobe gauche un point où siége un vaste kyste dans lequel la bile a pénétré et qui est rempli de fausses membranes, types d'hydatides. Le canal cholédoque ne contient aucune concrétion; il a son volume normal et lorsqu'on presse sur lui, on fait sourdre une certaine quantité de pus.

Sur une coupe du foie, en disséquant le hile, on tombe sur les canaux hépatiques très-dilatés, tomenteux, et l'un de ces canaux est largement ouvert dans le vaste kyste hydatique que nous venons de décrire. Les pseudo-membranes sont couvertes de points noirs ayant la forme très-régulière de tables rhomboïdales. Cette matière colorante semble avoir été déposée comme une couche de vernis contre les parois de la poche et s'être ensuite écaillée. Ecrasée, elle tache la peau en jaune orangé; cette substance est insoluble dans le chloroforme.

Une coupe du foie montre que cet organe est criblé d'abcès variant de la grosseur d'une tête d'épingle à celle d'un pois et même davantage, le pus trouvé dans l'autopsie provient d'un foyer rempli d'échinocoques.

Manifestement le foie est atteint d'induration; il ne s'écrase pas sous le doigt; les lobules sont graisseux et séparés par des bandes de tissu transparent. Il existe ici une véritable hépatite interstitielle même dans les parties qui sont éloignées des abcès et du kyste.

Cœur. Le cœur est très-flasque et nullement hypertrophié; le tissu myocardique se déchire très-facilement. Les valvules auriculo-ventriculaires du cœur gauche sont le siége de petites lésions scléreuses sans importance. Les valvules tricuspides et aortiques ne présentent rien à noter.

Les *poumons* présentent un grand nombre de taches hémorrhagiques, notamment sur les lobes inférieurs. Pas d'autres lésions dans le parenchyme pulmonaire.

Reins. Le rein droit n'est pas adhérent à la capsule; son volume est normal et la capsule de Glisson se laisse enlever très-facilement. Le parenchyme du rein est excessivement friable.

Le rein gauche offre un aspect analogue et légèrement lobulé. A la coupe, il présente le même aspect.

Utérus. L'utérus est celui d'une nullipare; les ovaires sont ratatinés; un petit kyste au ligament large; les trompes sont le siége d'une dilatation spéciale. L'utérus contient un caillot volumineux ayant les dimensions d'une olive, très-mobile et décoloré à sa partie inférieure qui était engagée dans le col utérin. Les cornes antérieures sont le siége d'une légère hyperémie. Cette femme, du reste, venait d'avoir ses règles. La trompe gauche est le siége d'un kyste.

Observation VII (Personnelle).

Le nommé Feb... (Constant), âgé de 29 ans, garçon d'hôtel, entre le 6 décembre 1876 à l'hôpital de la Charité, salle Saint-Charles, lit 17. Ce malade présente un extérieur cachectique, avec une coloration jaune très-foncée; il porte une quarantaine d'années, tant sa constitution est fatiguée.

Il est né à Sarrebourg (Meurthe); son père et sa mère jouissent d'une bonne santé. Lui-même a toujours été bien portant jusqu'en 1870. Propre au service militaire, il fut envoyé au commencement de l'année 1869 en Afrique, où il resta deux ans. Durant ce séjour, il but beaucoup de vin, peu d'eau-de-vie et fuma 100 grammes de tabac par jour. Il n'eut jamais les fièvres; fut atteint d'une diarrhée légère dans les premiers mois de l'année 1870. Un mois après il rentra en France et servit dans l'armée de la Loire.

En mars 1871, il eut pour la première fois la *dysentérie* qui dura six semaines. Il maigrit beaucoup, perdit les forces et commença alors à devenir *jaune*, couleur qu'il a toujours gardée depuis, mais avec de nombreuses variations dans l'intensité. Congédié en avril ou mai, il rentra chez lui et éprouva bientôt des douleurs vagues siégeant principalement dans les hanches, les genoux, les jambes; ces douleurs qui empêchaient parfois la marche se firent sentir jusqu'en 1873.

A Paris depuis les premiers mois de l'année 1872, il a bu depuis un litre et demi de vin par jour en moyenne. Il y a à peine trois ans qu'il s'aperçut que son ventre grossissait; le développement de la partie supérieure de l'abdomen ne fut pas accompagné d'une douleur hépatique. Au mois d'août 1875, appelé comme réserviste il fut réformé; à cette époque les proportions de l'abdomen étaient telles que le malade ne pouvait plus se baisser. Au mois d'octobre suivant, il entre l'hôpital Saint-Antoine (service de M. Proust). On lui donne du vin de quinquina, de l'extrait de quinquina et des douches froides. Après un séjour de quatre mois, ressentant une certaine amélioration, il alla dans la maison de convalescence de Vincennes où au bout de vingt-trois jours, il éprouva subitement un gonflement du foie et une vive douleur dans l'hypochondre droit, dans la partie gauche du tronc et dans le bras correspondant dont il ne put pas se servir de quelque temps.

Renvoyé aussitôt à Paris, il entra à l'hôpital Temporaire (service de M. Hayem). Deux mois après son entrée, il eut un érysipèle de la face tellement intense, au dire du malade, qu'il aurait passé dix-huit jours sans y voir et on aurait dû faire des mouchetures.

Après un séjour de quatre mois (mai 1876) il retourna à Vincennes où il passa quinze jours. Il se sentait en ce moment assez de forces pour travailler; mais bientôt celles-ci l'abandonnèrent et au mois d'août il se vit obligé d'entrer, toujours pour le même motif, à Lariboisière (service de M. Siredey).

Envoyé à Vincennes en novembre, il y fit un séjour d'un mois; à son retour, il chercha inutilement du travail, et c'est dans ces circonstances qu'il entra à la clinique.

A son entrée, F... nous raconte que depuis le commencement de sa maladie, il n'a pas perdu l'appétit; les digestions se font bien; il y a deux selles par jour et les matières fécales sont grisâtres « couleur de chêne. » Il a beaucoup maigri; les forces n'ont que légèrement diminué; pas de céphalalgie; le sommeil est devenu léger; depuis qu'il a eu l'érysipèle la lecture fatigue vite ses yeux; il distingue bien toutes les couleurs. Pas de xanthopsie. Il éprouve de vives démangeaisons sur toute l'étendue du corps et principalement dans les jambes. Jamais d'œdème aux extrémités. La couleur des urines a été variable.

Le malade ajoute que son caractère est bien changé; il est devenu triste, mélancolique, très-irritable, se préoccupant de tout... Il fuit les jeux, les promenades..., il n'est plus content que lorsqu'il se trouve seul.

Dans les divers services où il a été soigné, on a toujours constaté une augmentation de volume du foie et de la rate. Pas d'antécédents syphilitiques.

Etat actuel. Le malade est maigre, affaibli; il présente sur tous les téguments une teinte ictérique d'un jaune brun. Au-dessous de la langue, on voit une coloration jaunâtre le long des veines ranines. L'ictère s'accompagne de démangeaisons. On est frappé de la tuméfaction considérable de la partie supérieure de l'abdomen. La percussion démontre qu'elle est produite par le foie qui déborde de 10 cent. le rebord costal; il semble qu'il ait un volume double du volume normal. Cet organe donne à la palpation la sensation d'une tumeur dure, solide, dont le bord inférieur est mousse et très-dur. L'induration du foie offre donc une résistance plus grande qu'à l'état normal.

La percussion de l'hypochondre gauche révèle l'existence d'une tumeur dure donnant une matité considérable remontant jusqu'à deux travers de doigt au-dessous du mamelon et descendant inférieurement jusqu'à l'ombilic où elle se confond avec celle du foie. Cette tumeur c'est la rate. Ni l'un ni l'autre de ces deux organes ne sont sensibles à la pression. Le réseau veineux sous-cutané abdominal est très-apparent.

Pas d'état saburral de la langue. Appétit bon. Digestions faciles. Alternatives de constipation et de diarrhée, mais celle-là est la plus fréquente. Les matières fécales ne sont pas décolorées. *Pouls* faible, régulier. La pointe du cœur bat dans la ligne mamelonnaire très-près du mamelon, un peu plus haut qu'à l'état normal. Poumons sains.

Urines abondantes, non épaisses, très-ictériques, présentant la coloration du café noir, elles sont surmontées d'une mousse verte, traitées par l'acide nitrique, elles prennent une coloration vert-bouteille.

Du 8 au 26 décembre. L'état du malade resté d'abord à peu près le même, s'améliore quelque peu ; diminution de l'ictère et des démangeaisons ; appétit conservé ; alternatives de constipation et de diarrhée ; région hépatique toujours indolore.

Le 29. Diarrhée colliquative.

2 janvier. Ictère constant. On prend le bord inférieur du foie avec la main. Le diamètre vertical semble diminuer. Depuis trois jours, dégoût des aliments, et autres symptômes de l'embarras gastrique ; fèces colorées comme à l'état normal. A la pointe du cœur, bruit systolique, bruit de froissement ; à la base, bruit de souffle qui paraît être un souffle anémique.

Le 16. Grand amaigrissement. Affaiblissement considérable. Les troubles digestifs des jours derniers sont calmés. Ictère persistant. Foie toujours volumineux, induré et indolore, matité de la rate se confondant toujours avec celle de cet organe. L'examen le plus complet montre l'absence d'ascite.

Le 25. Même état général. Ictère moindre. *Traitement.* —Iodure de potassium, 2 grammes.

Le 29. Prescription : 2 pilules bleues.

7 février. Ictère moins foncé ; les urines moins foncées sont surmontées d'une mousse abondante et jaune.

Le 9. Recrudescence d'ictère. F... éprouve moins de gêne dans la région hépatique. Ses joues sont moins creuses.

Foie toujours induré. Bord également dur. Son volume semble avoir diminué.

La circonférence abdominale passant à 3 centimètres au-dessous de l'appendice xiphoïde est de 92 centimètres. 4, 5 selles par jour.

Le 21. Etat général un peu amélioré. F... se trouve soulagé, il a rendu en 24 heures 2,000 grammes d'urine, celle-ci est recouverte d'une mousse verte. 2, 3 selles par jour. La circonférence abdominale est de 91 centimètres. Prescription. Dose des pilules bleues portée à trois par jour.

Le 28. Amaigrissement notable; ictère jaune vert; perte d'appétit. Prescription : Teinture de Baumé, 20 gouttes.

4 mars. Hier soir, à la contre-visite, signes de congestion pulmonaire et application immédiate de ventouses ; ce matin, râles sibilants dans tout le côté droit et légère hémoptysie.

Le 9. Légère recrudescence de l'ictère ; depuis cinq jours, expectoration hémoptoïque bien que l'auscultation ne révèle plus de lésion pulmonaire. Urines d'une coloration à peu près normale.

Le 12. Expectoration jus de pruneaux. Prescription : macération de quinquina; potion avec 3 grammes d'extrait mou de quinquina.

Le 13. Prostration ; ictère très-foncé. Apparition de pétéchies sur la figure et d'ecchymose sur les cuisses. Urines d'une coloration café noir très-foncée.

Le 19. Les hémorrhagies se renouvellent tous les jours à peu près avec la même abondance. Douleur au côté droit depuis hier. Respiration pure. La faiblesse n'est pas telle que le malade ne puisse se lever dans la journée. La douleur du côté persiste malgré l'application de ventouses.

Le 22. Légère amélioration. Crachats encore sanguinolents. La douleur de côté ne se montre plus que par instants.

Le 24. Recrudescence de l'ictère. Urines couleur réglisse. Crachats sanguinolents. Douleur de côté. Application d'un vésicatoire.

Le 25. L'asthénie du malade augmente sans cesse et rapidement.

Pouls 92 pulsations par minute. Au cœur, pas de bruit de souffle anormal. On sent le bord tranchant du foie au niveau de l'ombilic. Cet organe donne une matité de 22 centimètres sur la ligne sterno-pubienne de 23 cent. sur la ligne cléido-iliaque et de 15 cent. selon le diamètre transversal. Cette matité se confond avec celle de la rate qui présente une hauteur de 23 cent. ; le bord inférieur de celle-ci est à 7 cent. sur la ligne médiane et à 8 cent. au-dessous de l'ombilic.

Le réseau veineux abdominal se dessine légèrement sur une peau jaune verte.

Il est impossible de prendre la circonférence abdominale à cause du vésicatoire. Pas d'ascite ou du moins très-peu, car la percussion sur certaines régions donne la sensation de fluctuation, mais on n'obtient aucune matité donnée par le liquide. Selles régulières. Le malade se lève dans la journée.

Le 27. La quantité des urines diminue. Il en a rendu dans les dernières 24 heures 750 gr., leur couleur est celle du café noir.

Le 28. Etat de prostration continuel. Urines : 1125 gr. en 24 heures, leur coloration est un peu jaunâtre.

Le 29. Urines : 1500 gr., couleur réglisse.

Le 30. Urines : 750 gr., couleur réglisse.

Le 31. Il sort bien qu'on lui ait refusé l'exeat.

Il sort dans un état d'amaigrissement extrême avec un ictère très-prononcé. L'amaigrissement général contraste avec le développement considérable de l'abdomen. Le malade n'ayant point un domicile déterminé, il nous a été impossible de savoir ce qu'il était devenu. Il n'a pas dû tarder à succomber.

Observation VIII (Personnelle).

Au numéro 4 de la salle Saint-Louis, à l'hôpital de la Charité, (service de M. Bourdon), est couché le nommé Dom... (Jean), âgé de 36 ans, exerçant la profession de camionneur.

Son père est mort subitement à l'âge de 64 ans. Il n'avait jamais été malade. Sa mère est morte également à 64 ans, après avoir été hydropique pendant les 6 dernières semaines de sa vie.

D... est malade depuis le mois de mai 1875. Il s'était marié dans le courant du mois d'avril précédent. Il a eu deux enfants âgés l'un de 3 ans et l'autre de 1 an; ils jouissent tous deux d'une bonne santé.

Il n'accuse dans ses antécédents qu'une fièvre typhoïde dont il a été atteint à l'âge de 15 ans. Deux ans après il quittait le Cantal pour venir habiter Paris. Le camionnage nécessitant de nombreux efforts et une vie dure et pénible, notre malade buvait pour soutenir ses forces jusqu'à 4 et 5 litres de vin par jour ; il était en outre exposé aux intempéries des saisons.

Dans les premiers jours du mois de mai 1875, D... s'était levé comme d'habitude à cinq heures du matin, sans éprouver le moindre malaise. Il sort et se rend à son travail, mais bientôt il est pris de violentes coliques accompagnées d'une diarrhée très-abondante. Les selles étaient liquides et de couleur grise.

L'appétit disparut en même temps. Cette diarrhée ne dura qu'un jours, mais les selles ont toujours été depuis argileuses. Huit jours après cet accident, les conjonctives se colorèrent en jaune au niveau de l'angle interne de l'œil. L'ictère resta longtemps localisé à la sclérotique; ce n'est qu'un mois après qu'il s'étendit à la surface cutanée.

Un mois après le début des accidents, D... se vit obligé de quitter le travail parce que le cahot du camion déterminait de vives douleurs dans la région hypochondriaque droite. Il avait encore conservé toutes ses forces et n'avait pas maigri. Il avait des palpitations cardiaques.

Vers le mois d'août suivant, D... entra à l'hôpital Necker, dans le service de M. Chauffard. Là on constata une augmentation du volume du foie.

On prescrivit de l'iodure de potassium et on appliqua un vésicatoire et deux cautères au niveau de la région hépatique.

Durant son séjour à l'hôpital, séjour qui dura quatre mois, D.... vit ses forces diminuer, son corps maigrir. L'appétit fit toujours défaut, sans qu'il y eût du dégoût pour quelques aliments en particulier. Légère constipation survenant parfois ; coloration grisâtre des fèces. De temps en temps, douleurs hépatiques qui n'ont jamais été accompagnées de fièvre. L'ictère ne diminua pas d'intensité, s'accompagna de démangeaisons vives et de prurigo.

Depuis trois ans, D... ne peut plus travailler et court les établissements hospitaliers. Il a fait en 1877 et en 1878 deux saisons à Vichy de vingt jours chacune. Chaque jour il buvait deux verres d'eau de la source de l'Hôpital et un verre de la source Lardy et il prenait un bain d'une heure. Il en est toujours revenu très-amélioré; la dernière fois surtout, il se trouvait si bien qu'il pensait pouvoir reprendre son travail. Mais étant allé passer quelques jours dans le Cantal, il a pris froid et a contracté une bronchite pour laquelle il est entré dans ce service, le 21 novembre 1878.

Voici l'état que présente le malade le 4 janvier 1879. Son amaigrissement est considérable ; la peau et les sclérotiques offrent une coloration jaune foncée ; l'ictère semble plus foncé aujourd'hui que les jours précédents. Toute la surface cutanée est le siége de vives démangeaisons ; les jambes sont très-légèrement œdématiées, principalement la jambe gauche au tiers inférieur de laquelle existent les traces violacées d'un ulcère variqueux survenu pendant la convalescence de la fièvre typhoïde. Il y a quelques papules de prurigo sur la face dorsale des mains et sur les cuisses. La partie supérieure du thorax laisse voir la saillie formée par les côtes tandis que la base en est élargie ; l'hypochondre droit présente un grand développement dû à l'augmentation de volume du foie. Cet organe donne la sensation d'une tumeur dure, résistante ; son bord inférieur est dur, épais sur toute sa longueur ; sa partie la plus inférieure descend au niveau de l'ombilic ; au niveau de l'épigastre il est situé à deux travers de doigt au-dessus de cette dépression. Le lobe gauche est également très-développé, mais sa matité ne se confond pas avec celle de la rate. La rate hypertrophiée donne une matité verticale de 7 centimètres environ. La palpation ne détermine aucune douleur ni à la région hépatique, ni à la région splénique. Les douleurs hépatiques n'ont pas été ressenties depuis le premier voyage du malade à Vichy.

Pas d'ascite ; pas de développement du reseau veineux sous-cutané abdominal ; pas d'œdème de la paroi abdominale. Il n'y a jamais eu d'hémorrhagies, si ce n'est deux légères épistaxis, ces jours derniers.

La diminution des forces est telle que le malade ne peut pas quitter la salle. Appétit faible ; digestion lente, non douloureuse, ni constipation, ni diarrhée ; deux selles par jour ; elles sont grisâtres, argileuses ; jamais de vomissements.

Les urines ont toujours été rares, rouges, non albumineuses, donnant la réaction des urines ictériques.

Pouls fréquent : 96 pulsations ; régulier.

Le cœur donne une matité de 4 centim. carrés environ; la pointe bat au niveau de la 5e côte, à deux travers de doigt en dedans du mamelon. A l'auscultation, on entend à la base un bruit de souffle rude, systolique, dont le summum d'intensité correspond à l'orifice auriculo-ventriculaire droit.

Il y a des râles sous-crépitants dans toute l'étendue des deux poumons, principalement du poumon gauche. Crachats rares, verdâtres.

Depuis qu'il est malade, D... a perdu sa gaieté habituelle, il est devenu triste, morose.

DISCUSSION.

ÉTIOLOGIE. PATHOGÉNIE. — L'origine de la sclérose hypertrophique consiste dans une lésion des voies biliaires. Cette partie de l'organe hépatique est d'abord le siége de l'inflammation qui se propagera plus tard aux tissus environnants.

L'étude des antécédents de nos malades nous permettra de reconnaître les causes qui ont présidé au développement de cette affection.

Chez l'un (obs. VI), nous constatons un usage immodéré de vin. Durant les deux années qu'il passa en Afrique, il but beaucoup, dit-il; malade, il vint à Paris où, malgré la défense qui lui en avait été faite, il ne pouvait prendre moins d'un litre et demi de vin par jour.

Chez un autre (obs. VIII), nous remarquons également des abus alcooliques : D... buvait 4 à 5 litres de vin.

Il est difficile de rattacher les lésions anatomiques à une action de l'alcool sur le foie, à moins de faire intervenir un catarrhe duodénal qui se propagerait par l'ampoule de Vater, au canal cholédoque et consécutivement aux canaux et canalicules biliaires. Nous ignorons, en effet, si l'alcool exerce une action sur les voies biliaires et la nature de cette action ;

de même que nous ne connaissons pas comment le typhus, la fièvre jaune et la pyémie peuvent déterminer la suppuration et l'ulcération de ces conduits.

A côté de l'abus des boissons, nous devons signaler chez le premier la *dysentérie* qu'il eut en mars 1871. Pendant six semaines, celui-ci fut soumis à cette cause d'affaiblissement; pendant six semaines, le sang portal fut altéré par le sang mésaraïque et irrita au passage le tissu hépatique. F... maigrit beaucoup, perdit ses forces et commença alors à jaunir.

Ces deux causes, l'alcool et la dysentérie, éprouvèrent le malade à l'âge de 20 à 23 ans, c'est-à-dire à un âge où il se formait encore, alors qu'il venait de quitter les soins de la famille pour la vie militaire, alors qu'il venait d'abandonner un climat tempéré (Meurthe) pour un climat plus chaud (Afrique), alors enfin qu'il venait de partager les longues fatigues et les nombreuses privations de l'armée de la Loire.

Le troisième malade (Willalbaso) a eu dans son enfance des fièvres intermittentes sans gravité et une dysentérie légère. Mais la véritable cause de l'hypertrophie scléreuse qu'elle a présentée, l'autopsie seule pouvait nous la révéler.

En pénétrant dans le lobe gauche du foie par une coupe, on a reconnu tout d'abord qu'il existait un vaste kyste dans lequel la bile avait pénétré et qui était rempli de fausses membranes-types d'hydatides. Ce kyste semblait avoir pénétré dans le canal hépatique. La nature avait réalisé une expérience faite quelques mois auparavant sur les animaux par MM. Charcot et Gombault, la ligature, non pas précisément du canal cholédoque, mais celle du canal hépatique.

Sous cette influence, il s'est produit dans le foie :

1° Une prolifération du tissu interstitiel;

2° Une modification profonde dans la constitution de l'appareil excréteur de la bile.

Ces deux altérations se sont développées parallèlement et

semblent étroitement subordonnées l'une à l'autre. Elles sont parties du hile, ont remonté ensemble plus ou moins haut dans l'épaisseur de l'organe en suivant la capsule de Glisson, sont parvenues jusqu'aux racines les plus ténues de l'appareil biliaire. La rétention de la bile paraît être, dans ce cas, la condition nécessaire de l'altération du parenchyme hépatique.

La muqueuse des conduits biliaires est le théâtre d'une prolifération épithéliale des plus actives, indice d'un état irritatif de la paroi du vaisseau. Le processus irritatif chemine ensuite de dedans en dehors de cette membrane vers les autres tuniques et atteint secondairement le tissu conjonctif dont la distribution nous est connue.

Anatomie pathologique. — Nous ne pouvons examiner ici que les organes d'une malade (obs. VII), la seule dont nous ayons fait l'autopsie.

Le *foie* était augmenté de volume : il dépassait le diaphragme dans la ligne post-chondro-sternale, d'environ 12 cent. et en présentait 25 dans son plus grand diamètre vertical ; dans le sens transversal, il arrivait jusqu'à la ligne chondro-costale gauche.

Son *poids* plus considérable qu'à l'état normal atteignait 2,500 grammes.

L'*hypertrophie* était générale et assez régulière. Elle est fréquente ; toutefois, on ne peut pas la considérer comme le caractère fondamental de la forme de cirrhose que nous étudions ; elle est en effet secondaire à la lésion principale, vraiment caractéristique : celle des canalicules biliaires.

L'hypertrophie, dit M. Cornil, tient surtout à la grande masse de tissu conjonctif et embryonnaire de nouvelle formation. Nous pensons qu'il faut surtout l'attribuer à la multiplication ou à la dilatation des canalicules biliaires qui s'opposent en partie à la rétraction du tissu interstitiel ou la compensent.

Le bord antérieur du foie était resté tranchant ; souvent il est mousse, arrondi.

La *surface* de cet organe était bosselée. Au centre de chacune de ces bosselures, dont le diamètre variait de celui d'une tête d'épingle à celui d'un pois et même davantage, on voyait une coloration rouge hyperémique au centre de laquelle se trouvait un point jaunâtre .qui ressemblait à une pustule de variole et fournissait une goutte de pus. D'autres étaient groupées en forme de grappes. La surface du foie qui n'était pas envahie était d'un vert-olive pâle et parsemée de petits grains ressemblant à de la semoule et formés par les lobules hépatiques en dégénérescence graisseuse. La face inférieure était semée de petits abcès dont l'un gros comme un petit pois était près de se rompre.

Le tissu de cet organe était induré ; il résistait à la traction et à la pression : il ne s'écrasait pas sous le doigt ; cette induration était surtout sensible quand on pénétrait dans le foie avec un bistouri.

Les lobules étaient graisseux et séparés par des bandes de tissu transparent.

Sur une coupe du foie, en disséquant le hile, on était tombé sur les canaux hépatiques très-dilatés, tomenteux, et l'un de ces canaux était largement ouvert dans le vaste kyste hydatique.

La *vésicule biliaire* n'était ni enflammée, ni épaissie. Le canal cholédoque avait son volume normal et lorsqu'on pressait sur lui, on faisait sourdre une certaine quantité de pus.

Le foie était entouré de néomembranes péritonitiques qui le fixaient au diaphragme. L'inflammation chronique du péritoine s'observait également à la face inférieure de l'organe ; elle s'était propagée de l'intérieur du foie à son enveloppe. La capsule fibreuse était épaissie, difficile à détacher.

La *rate* était considérablement augmentée de volume ; elle adhérait fortement au péritoine et de fausses membranes étaient étalées à sa surface. Son tissu était ramolli, diffluent.

Tous les viscères abdominaux présentaient une coloration plus ou moins ictérique ; ils étaient baignés par une certaine quantité de liquide louche de même couleur dans lequel nageaient des flocons de fibrine également ictériques.

Le grand épiploon était œdématié, les intestins avaient une coloration jaunâtre ictérique et leur tunique séreuse présentait le piqueté inflammatoire de la péritonite au début.

Examen microscopique. — Les expériences récentes de MM. Charcot et Gombaut sur la ligature du canal cholédoque et celles de M. Chambard sur le même sujet ont mis en lumière deux faits intéressants :

Le premier, c'est que la ligature de ce conduit excréteur détermine rapidement une hépatite interstitielle ; le deuxième, c'est que la nutrition du foie subit consécutivement des altérations plus ou moins profondes.

En même temps qu'on voit, en effet, se former des traînées de cellules embryonnaires autour des lobules et que ces cellules s'organisent en tissu fibreux, en même temps aussi que les canalicules biliaires sont dilatés et que leurs parois sont le siége d'une prolifération active, l'on voit les cellules hépatiques proprement dites être prises çà et là de dégénérations diverses (dégénérescence colloïde de M. Chambard).

Dans le cas actuel, nous avons assisté à une véritable expérience de ligature du canal cholédoque : les deux branches d'origine de ce dernier étaient entièrement comprimées par la tumeur kystique.

Nous devions donc nous attendre à rencontrer à la fois :

1° L'hépatite interstitielle ;

2° L'inflammation péricanaliculaire et la dilatation des canalicules biliaires ;

3° Enfin des lésions de nutrition des cellules hépatiques.

1° L'hépatite interstitielle était dans ce cas bien indiquée par des bandes de tissu fibreux jeune, translucide, entourant chaque lobule comme d'un collier. Ce tissu fibreux était manifestement en voie d'activité formative ; non-seulement les éléments cellulaires s'y sont montrés abondants, mais encore réunis en îlots formant de petits foyers de tissu embryonnaire principalement adjacents aux vaisseaux sanguins et aux canaux biliaires modifiés.

Sur certains points, ces îlots de cellules jeunes devenaient considérables ; les artères, les veines et les canaux biliaires se trouvaient noyés au milieu du tissu embryonnaire et deux modifications ultérieures se présentaient :

a) Les foyers de cellules jeunes subissaient la désintégration et devenaient l'origine d'un abcès ; c'est très-certainement ainsi que se sont formés les points de suppuration multiples existant dans le foie.

b) Le tissu jeune s'organisait en tissu fibreux et alors les parois de tous les vaisseaux infiltrées de tissu de nouvelle formation devenaient épaisses et parfois même bourgeonnantes, ce qui était manifeste sur quelques artères.

Cette endartérite devait naturellement aboutir à l'oblitération de la lumière du vaisseau, d'où une nouvelle condition, bien différente de la première, de ramollissement et de formation d'abcès : les portions commandées par les vaisseaux enflammés n'étant plus nourries.

2° Le développement des canalicules biliaires s'observait à un haut degré ; les canaux étant à la fois élargis, devenus sinueux et manifestement plus nombreux qu'à l'état normal.

3° Les lésions de nutrition des cellules hépatiques n'étaient point ici caractérisées par la dégénérescence colloïde, mais bien par la dégénérescence graisseuse se produisant d'une façon tout-à-fait analogue à celle que l'on rencontre dans le foie gras des phthisiques.

Cette dégénération s'opérait irrégulièrement dans le lobule et non point régulièrement de sa périphérie à son centre comme on l'observe dans le foie des tuberculeux. Telles sont les lésions essentielles et caractéristiques que présentait le foie qui fait l'objet de cette étude.

Voici maintenant l'état de divers éléments de cet organe. Nous savons que les lobules sont séparés les uns des autres par du tissu conjonctif. Ce tissu très-abondant renfermait une grande quantité de cellules jeunes, embryonnaires ; on le voyait marchant vers une organisation plus complète à mesure que la lésion progressait ; on le surprenait sur plusieurs points, très-condensé, se rapprochant par son aspect du tissu fibreux dense, mais cette transformation complète n'avait pas eu le temps de s'effectuer, si ce n'est sur des points très-rares, voisins du kyste au voisinage duquel la lésion était plus prononcée.

La prolifération de ce tissu paraissait s'être effectuée d'abord au niveau des espaces interlobulaires : de ce point partaient des bandes transparentes qui dissociaient les lobules ; de là franchissant les limites de leurs parois, ce tissu avait poussé des ramifications envahissantes vers les portions centrales, déterminant la compression, même la destruction de rangées de cellules presque systématiquement. On voyait en effet sur des lobules, des traînées régulières au nombre de trois, quatre ou cinq, se dirigeant de la périphérie au centre comme les rais d'une roue ; ou bien le tissu empiétait sur le parenchyme cellulaire au bord des lobules et séparait les uns des autres des îlots formés de plusieurs cellules hépatiques à bords plus ou moins sinueux, à contours irréguliers.

Le développement d'un tissu conjonctif interlobulaire, selon la remarque de MM. Charcot et Gombault, semble suivre pour ainsi dire celui des canalicules biliaires, il se montre d'autant plus ardent que ceux-ci sont plus nombreux.

Nous sommes heureux de signaler cette opinion de M. Charcot qui vient corroborer celle que nous avons émise concernant l'hypertrophie du foie.

Il est important de remarquer que les tractus fibreux étaient dans ce cas beaucoup moins prononcés dans l'intérieur des lobules qu'ils ne le sont dans les cas de cirrhose hypertrophique spontanée. Les lobules étaient tous modifiés, mais ils n'étaient point dispersés, leurs limites n'étaient point confuses ; leur contour périphérique pouvait généralement être délimité ; tous enfin étaient faciles à reconnaître.

Quel était le sort des *cellules hépatiques* au milieu de cette hyperplasie de tissu interstitiel extra et intra-lobulaire ?

Les cellules hépathiques ne paraissent pas avoir, à l'état normal, de membranes d'enveloppe propre ; ce sont des masses d'une substance organisée spéciale, douée, lorsqu'elle est en pleine vie, d'énergies physiologiques spéciales aussi.

Elles ont une forme polyédrique, contiennent un noyau, exceptionnellement deux. Leur protoplasma granuleux renferme des granulations protéiques et glycogéniques.

Dans le cas de sclérose hypertrophique que nous étudions,

les cellules hépatiques étaient en partie comprimées par le tissu conjonctif, aplaties tout en conservant une certaine quantité de protoplasma grenu ; mais leurs noyaux avaient disparu ; un certain nombre contenaient de petites granulations d'un jaune clair : c'était du pigment biliaire ; toutes étaient plus riches en granulations protéiques et graisseuses.

Elles se trouvaient, sur un grand nombre de points, remplacées par des canalicules biliaires qui venaient se continuer avec les cellules existantes. MM. Charcot et Gombaut cherchant à étudier cette transformation ont vu la cellule hépatique s'aplatir, remplacée bientôt par une petite cellule identique à celle de l'épithélium biliaire. MM. Kiener et Kelsch sont arrivés au même résultat. La transformation de la cellule hépatique en cellule biliaire est préparée, disent ces derniers auteurs, par la prolifération des cellules hépatiques accompagnées de l'atrophie de leur protoplasma.

Dans les points éloignés, des prolongements intra-lobulaires du tissu conjonctif, les cellules hépatiques étaient le plus souvent normales, régulièrement rangées. Les altérations de ces cellules paraissent donc en rapport avec l'étendue et la durée du processus. Pendant un temps plus ou moins long, elles peuvent n'être pas ou du moins être peu atteintes. Nous avons déjà signalé la dégénérescence graisseuse dont elles étaient le siége.

La plus importante des modifications porte assurément sur les *voies biliaires*, si bien que l'expression de cirrhose biliaire est devenue synonyme de cirrhose hypertrophique.

Le développement des canalicules biliaires s'observait, avons-nous déjà dit, à un haut degré ; on voyait dans les espaces et les fissures interlobulaires un réseau de canalicules biliaires pourvus d'un épithélium. Cette néoformation était surtout évidente au voisinage du kyste et des abcès ; on y pouvait, au niveau de ces points, voir ces jeunes vaisseaux dilatés au niveau des espaces, s'insinuant dans les fentes et parfois envoyant des prolongements dans l'intérieur du lobule lui-même.

Leur développement semble en quelque sorte suivi de celui du tissu conjonctif.

Il est intéressant de se demander comment se fait cette néoformation des canalicules biliaires.

D'après M. Charcot, cette néoformation se fait par bourgeonnement des canaux interlobulaires, bourgeonnement qui n'est pas anatomiquement démontré ; et par une transformation des canalicules biliaires intra-lobulaires. Les canaux biliaires de nouvelle formation se substituent aux rangées de cellules hépatiques, c'est-à-dire qu'ils apparaissent tout d'abord sur les points occupés normalement par le réseau des canalicules biliaires interlobulaires ou capillaires biliaires.

Sur les limites de l'espace interlobulaire, les canalicules biliaires bien développés émettent des branches très-courtes perpendiculaires à leur direction et se dirigeant vers le lobule. Ces branches sont séparées les unes des autres par des travées de tissu conjonctif embryonnaire.

Ce développement du canalicule biliaire a cependant un terme ; il ne nous a pas été donné de le vérifier sur nos préparations. D'après MM. Charcot et Gombaut, ils finissent par s'atrophier et disparaître. Le tissu conjonctif, dont la prolifération est consécutive à l'inflammation des canalicules, arrivé à un certain développement, tend à la rétraction et ceux-ci peuvent périr étouffés par cette végétation conjonctive dont ils ont été le point de départ.

Cette néoformation des canalicules biliaires n'est pas acceptée par certains histologistes. Ceux-ci pensent qu'il y a simplement dilatation des canalicules antérieurs à la lésion.

Cependant la théorie des auteurs déjà cités sur la néoformation des canalicules biliaires a été confirmée par les études de MM. Kiener et Kelsch. Ils considèrent le catarrhe des voies biliaires comme une condition prédisposante en raison des caractères spéciaux de l'hépatite secondaire qu'il provoque et ils établissent trois ordres de canalicules biliaires de nouvelle formation.

1° Les uns se dilatent et conservent leur connexion avec les conduits excréteurs de la bile eux-mêmes dilatés;

2° Les autres diminuent de calibre, cessent d'être perméables et disparaissent définitivement par atrophie graisseuse ;

3° Dans un certain nombre de canalicules il se passe des opérations de prolifération très-active, qui aboutissent à la formation de masses épithéliales remplissant des boyaux agglomérés en forme de petites tumeurs.

Nous avons pu voir sur quelques coupes des canaux biliaires tapissés par des cellules cubiques ou cylindriques et dont le calibre était rempli de cellules détachées. Les cellules épithéliales qui comblent le réseau intra-lobulaire proviendraient, d'après M. Cornil, des canaux extralobulaires. Ces cellules détachées des parois bouchent plus ou moins complétement la lumière des plus petits canaux qui ne peuvent plus livrer passage à la bile. Voilà pourquoi il y a rétention de la bile dans les lobules malgré la dilatation et le développement considérables des canalicules biliaires.

Le système vasculaire sanguin enclavé en quelque sorte à la manière de sinus dans la gangue conjonctive périlobulaire, ne nous a pas paru atteint.

La veine centrale était perméable dans toutes les préparations ; sur quelques-unes, elle était dilatée.

Nous avons oublié de dire que sur une section parallèle à

la capsule de Glisson, on voyait l'épaississement de la capsule formé de couches juxtaposées de tissu conjonctif.

Ce que nous avons constaté au sujet de l'origine des abcès est en rapport avec ce qu'enseignent les auteurs. Tous sont d'accord pour reconnaître comme cause une accumulation de leucocytes autour des canalicules biliaires, au sein du tissu conjonctif, lesquels envahissent un peu plus tard la totalité de l'espace interlobulaire. C'est en un mot, une suppuration du tissu conjonctif débutant tout d'abord au voisinage immédiat des canalicules biliaires.

CONSIDÉRATIONS GÉNÉRALES. — L'étude des conséquences qui découlent d'une lésion des voies biliaires nous préparera utilement à l'examen des symptômes.

Ainsi, qu'il survienne une irritation chronique des voies biliaires, qu'un calcul ou une tumeur détermine l'oblitération du canal hépatique ou du canal cholédoque et nous assisterons à une prolifération du tissu interstitiel, à une modification profonde dans la constitution de l'appareil excréteur de la bile. Les canalicules biliaires se rempliront de cellules épithéliales, se laisseront dilater par cette formation nouvelle de cellules dans des canaux qui n'en contenaient pas à l'état normal. Ces canalicules intra-lobulaires se multiplieront en outre par transformation directe des cellules hépatiques. Les noyaux de ces cellules proliféreront, leur protoplasma s'atrophiera. Cette néoformation est favorisée par le catarrhe des voies biliaires.

Cependant ce réseau qui a proliféré et s'est dilaté ne pourra pas charrier la bile formée dans l'îlot et qui y restera accumulée. Comment cela se fait il? Voici l'explication donnée par M. Cornil : « les plus petits canaux sont bouchés plus ou moins complétement par les cellules qui s'y trouvent; les canaux un peu plus gros sont atteints aussi d'un catarrhe avec formation nouvelle de cellules qui les remplissent ; d'où la difficulté et même l'impossibilité de l'écoulement de la bile. D'où résulte la stase biliaire dans les cellules du foie et l'ictère par suite de l'accumulation de la matière colorante biliaire dans le sang. De telle sorte que la richesse apparente du réseau biliaire correspond en réalité avec une insuffisance absolue, puisqu'il ne peut plus livrer passage à la bile. » Telle est la lésion qui caractérise la sclérose hypertrophique.

La veine porte est malade dans la sclérose atrophique ; elle est saine dans la sclérose hypertrophique ; on prévoit déjà combien les symptômes seront différents.

Symptomatologie. — Le premier symptôme que présentent les malades, celui qui frappe tout d'abord le médecin, celui qui domine toute la scène morbide, c'est l'*ictère.*

Le malade qui fait le sujet de l'obs. VII, commença à jaunir en mars 1871, à la suite de la dysentérie ; il a toujours gardé depuis cette coloration avec de nombreuses variations dans l'intensité.

D... (obs. VIII) fut pris tout à coup de violentes coliques accompagnées d'une diarrhée abondante ; il rendit des selles liquides, de couleur grise ; huit jours après, l'ictère se montra au niveau des sclérotiques et envahit bientôt la surface cutanée.

W... (obs. VI) fut atteinte, en 1873, d'un premiére ictère généralisé qui s'effaça après plusieurs semaines. Plus tard, en novembre 1876, pendant qu'elle était convalescente d'un embarras gastrique, l'ictère apparut de nouveau pour ne plus disparaître. Quelques heures après la malade ressentit un accès de colique hépatique.

Ainsi dans ces trois cas, c'est d'ailleurs la règle, l'ictère apparaît dès le début de la maladie ; il commence la série des accidents et semble parfois survenir sans cause occasionnelle appréciable. Dans les trois cas, il a présenté de nombreuses variations dans l'intensité.

Tantôt les *fèces* sont plus ou moins décolorées (grises argileuses (obs. VIII); couleur de chêne (obs. VII); tantôt elles conservent leur aspect habituel (obs. VI).

L'*urine* est, dans tous les cas, ictérique et sa couleur acajou est plus ou moins foncée. Elle donne les réactions caractéristiques de la présence de la matière colorante de la bile.

L'ictère s'accompagne souvent de démangeaisons (obs. VI, VII, VIII).

Il a toujours procédé par poussées successives accompagnées d'exacerbations fébriles. En ces moments, il augmentait notablement d'intensité. Ces périodes correspondaient à des poussées inflammatoires du foie caractérisées par de très-vives douleurs à la région hépatique. Celles-ci étaient déterminées par l'inflammation du péritoine au niveau de cet organe. Cette douleur au lieu d'être localisée à cette région s'irradiait chez W... (obs. VI), comme dans la colique hépatique, ou bien paraissait localisée à la région du canal cholédoque.

W... voyait les objets en jaune; F... et D... les ont toujours vus avec leur couleur naturelle.

Les *causes* de l'ictère, nous les trouvons dans l'état des canalicules biliaires qui forment un réseau dans les parties scléreuses.

Le développement des vaisseaux biliaires, avons-nous dit, ne facilite pas la circulation de la bile parce qu'il se produit une prolifération de cellules épithéliales qui oblitèrent les canaux biliaires. De cette oblitération résulte un ictère par rétention et résorption. Il semble naturel de penser que les modifications dans l'intensité doivent dépendre de l'intensité du catarrhe des voies biliaires. L'ictère de W... (obs. VI) est expliqué par l'inflammation des conduits hépatique et cholédoque ; l'inflammation de ce dernier avait été tellement intense qu'en pressant sur lui on faisait sourdre une certaine quantité de pus.

Hypertrophie du foie. — Un autre symptôme à peu près constant est l'augmentation de volume du foie. C'est souvent un signe de la période d'état de l'affection.

Cette hypertrophie ou mieux hépatomégalie (de ἧπαρ foie, μέγας, grand) (Charcot) ne fut prononcée (obs. VII) que trois ans après le début des accidents, elle se produisit sans douleur. Ce n'est qu'au commencement de 1876, que le malade éprouva subitement un gonflement du foie et une vive douleur dans cette région, dans la partie gauche du tronc et dans le bras correspondant. Lors de son entrée à la clinique, la percussion de ce viscère dénotait un volume considérable qui avait atteint le 25 mars les dimensions suivantes :

Au niveau de la ligne sterno-pubienne.	22	centimètres.
Sur la ligne cléido-iliaque.	23	—
Transversalement.	15	—

Le bord antérieur du foie de la malade de l'observation VI recouvrait, en montant obliquement, tout l'épigastre comme d'un tablier.

Dans l'observation VIII, le bord antérieur du foie, dur, épais sur toute sa longueur, descendait également jusqu'à l'ombilic.

Lorsque le foie a atteint un certain volume, l'hypochondre droit forme une saillie à laquelle vient se joindre celle que produit l'hypertrophie de la rate.

Cette tuméfaction de la partie supérieure de l'abdomen tranche nettement avec l'aplatissement du thorax et celui de l'hypogastre.

Le foie nous a toujours donné à la palpation la sensation d'une tumeur dure, solide, résistante ; on peut le plus souvent, à travers la paroi abdominale, prendre dans la main le bord antérieur de cet organe qui est également dur et tranchant ; la face supérieure nous a toujours paru lisse, régulière.

Nous n'avons pu constater s'il y avait une augmentation de volume à chaque poussée fébrile. Nous avons cru remarquer à certaines époques que le développement du foie avait subi des moments d'arrêt, peut-être même de légers mouvements de retrait ; mais la différence étant très-peu sensible, à peu près inappréciable à la mensuration, nous ne serons pas affirmatif à ce sujet.

Quoiqu'il en soit, ces moments de repos sont de courte durée, et finalement le foie continue d'augmenter dans la suite.

Hypertrophie de la rate. — Cette hypertrophie du foie s'accompagne toujours de celle de la rate. Les renseignements incomplets donnés par F... (obs. VII), ne nous permettent pas de préciser l'époque à laquelle remontait l'augmentation de volume de cet organe : nous ne pouvons avancer qu'une chose, c'est que dans les divers services où il a été soigné, on a constaté en même temps le développement anormal de ces deux viscères. Lors de son entrée à la clinique, la rate donnait une matité remontant jusqu'à deux travers de doigt au-dessous du mamelon, et descendant inférieurement jusqu'à l'ombilic où elle se confondait avec celle du foie. Elle était insensible à la pression.

Lors de sa sortie, elle donnait une matité verticale de 23 centimètres. Son bord inférieur descendait à 8 centimètres au-dessous de l'ombilic, et à une distance de 7 centimètres de la ligne médiane.

Lors de l'entrée de W... (obs. VI), la rate donnait dans le sens vertical une matité de cinq travers de doigt environ, elle grossit graduellement et continuellement. devint sensible à la pression vers la fin de décembre.

Chez L..., la rate était notablement augmentée de volume, suivant ses deux diamètres vertical et transverse. Le premier mesurait 7 centimètres.

Quelle est la cause de cette augmentation de volume? Peut-on invoquer la gêne de la circulation du sang de la veine porte à travers le foie? Nous ne pensons pas que cette cause soit unique. L'altération du sang ne pourrait-elle pas jouer un rôle? N'y aurait-il pas une loi de pathologie générale que nous ignorons encore?

Le développement du foie et de la rate détermine assez souvent, une inflammation de la séreuse qui les recouvre; cette péritonite partielle se traduit par une *douleur* vive sur le côté et par de la fièvre. Ces poussées fébriles sont généralement de courte durée.

Troubles gastro-intestinaux. — Certains auteurs, rattachant les troubles gastro-intestinaux au cortége symptomatique de la cirrhose atrophique, enseignent qu'ils font défaut dans la cirrhose hypertrophique. Aussi insisterons-nous pour montrer que les trois malades qui font le sujet de cette étude, en ont tous trois présenté.

W.., fut plusieurs fois soignée pour des embarras gastriques, qui commencèrent à apparaître quelques mois après le début de l'ictère; le symptôme prédominant était l'inappétence; elle avait des vomissements muqueux colorés en jaune; une diarrhée habituelle; dans les derniers temps seulement, il y eut alternative de diarrhée et de constipation.

F.., (obs. VII) ne présenta, au début de sa maladie, que des alternatives de constipation et de diarrhée; la première étant la plus fréquente; mais vingt-cinq jours après son entrée dans notre service, il éprouva tous les symptômes d'un embarras gastrique à la suite duquel il ne retrouva plus son appétit d'autrefois.

D... (obs. VIII) perdit l'appétit dès le début de sa maladie; ses digestions devinrent lentes; il se plaignait parfois d'une légère constipation.

Ces troubles digestifs appartiennent-ils uniquement à l'obstruction des voies biliaires à la suite de laquelle il y a diminution ou absence de bile dans l'intestin? Le début de la cirrhose hypertrophique n'est-il pas marqué par une congestion hépatique de laquelle résulte un engorgement sanguin momentané des veines de l'estomac et des intestins? Ne pourrait-on pas faire valoir les perturbations apportées dans les fonctions d'hémopoïèse, dans la fonction glycogénique et dans la fonction désassimilatrice?

Cependant ces troubles sont certainement moins prononcés que dans la cirrhose atrophique parce que dans celle-ci ils sont déterminés par la dilatation variqueuse des veines du tube digestif ainsi que nous l'avons vu ailleurs.

On observe fréquemment une *dilatation de l'estomac et de l'intestin* parfois assez considérable pour déterminer de la dyspnée. La raison de ce météorisme doit sans doute résider dans l'absence de la bile qui n'est plus là pour provoquer des contractions péristaltiques; on admet, en effet, que la bile favorise les mouvements de l'intestin quoique ce fait n'ait pas été constaté bien nettement (Vulpian). Ne pouvant pas revenir sur eux-mêmes, ces organes se laissent paralyser et distendre par des gaz dont la production est peut-être accrue.

Urines. — Les urines étaient toutes ictériques, d'une couleur acajou plus ou moins foncée; surmontées d'une mousse jaune : elles tachaient le linge en jaune et donnaient, par les divers procédés chimiques, les réactions caractéristiques de la matière colorante de la bile.

Chez F... (obs. VII), elles étaient abondantes dans les premiers temps (2,000 gr. en 24 heures), non épaisses. Ce n'est qu'à la dernière période de la maladie que leur quantité n'a pas dépassé 750 gr. en 24 heures. Elles renfermaient des traces d'albumine et une quantité d'urée moindre qu'à l'état normal.

Celles de W... (obs. VI) présentaient également une diminution de l'urée et ne renfermèrent de l'albumine que dans les dernières 48 heures.

Quant à la diminution constante de l'urée, voir ce que nous avons dit page 63.

Hémorrhagies. — Enfin deux de nos malades ont présenté des hémorrhagies. Peu de temps après, l'apparition de l'ictère. W... (obs. VI) vit ses règles disparaître pendant dix-huit mois ; pendant ce temps, elle eut des épistaxis répétées. Peu de jours après son entrée à la Clinique, elle eut une hémorrhagie interne qui fut consécutive aux règles qui avaient coïncidé avec un accès de colique hépatique. Cet écoulement n'étant qu'un flux cataménial prolongé, nous ne nous y arrêterons pas. Mais, les épistaxis, comment les expliquer? Faut-il les rattacher à l'affection naissante? Peut-être se rapprocherait-on davantage de la vérité en supposant un état débile assez naturel chez une domestique de cet âge.

Bien différent est le cas de F... Dans les premiers jours de mars, trois mois après son entrée, on trouva des signes de congestion pulmonaire; le lendemain F... eut une hémoptysie? une hématémèse? Cette hémorrhagie se renouvela tous les jours plus ou moins abondamment jusqu'à la fin du mois. Le corps se couvrait en même temps de pétéchies.

Faut-il invoquer l'altération du sang ou mieux, d'après M. Vulpian, une modification vasculaire dont la nature nous échappe? Faut il invoquer l'état variqueux des veines œsophagiennes qui seraient le siége d'une exsudation sanguine?

Cette dernière cause intervient certainement; nous n'oublierons jamais un très-bel exemple d'arborisation que formaient les vaisseaux sous-muqueux de l'œsophage dans un cas de cirrhose hypertrophique où il y avait eu des hématémèses pendant la vie. Cependant ces hémorrhagies doivent être aussi rattachées aux divers désordres produits par l'ictère grave, lequel, ainsi que nous le verrons bientôt, termine le plus souvent la scène morbide.

Cet état variqueux des veines œsophagiennes se produit suivant le mécanisme que nous avons longuement exposé à propos de la sclérose atrophique.

Amaigrissement. — Il est un caractère sur lequel les auteurs ne nous paraissent pas insister suffisamment : c'est l'amaigrissement. Bien que leurs fonctions digestives s'accomplissent bien, les malades atteints d'hypertrophie scléreuse maigrissent et ne retrouvent plus jamais leur embonpoint primitif. Nos malades en fournissent des exemples; ils maigrissaient alors que leur appétit étaient encore conservé.

Où faut-il chercher la cause de cet amaigrissement? Est-ce dans l'oblitération des voies biliaires qui empêche la bile de participer aux divers actes qui s'accomplissent pendant la digestion intestinale?

Est-ce dans l'absence de la résorption dans le canal intestinal des matériaux de la bile lesquels constituent pour l'organisme, d'après des expériences de Kölliker un appoint nécessaire à l'intégrité du processus nutritif?

Est-ce dans une diminution de la fonction glycogénique du foie par suite de la compression des cellules hépatiques;

le sucre étant alors remplacé dans les combustions organiques par les éléments du tissu adipeux de l'économie? Est-ce enfin dans les troubles de l'hématose hépatique? Toutes ces diverses causes nous paraissent exercer une influence.

Nous signalerons enfin la *modification du caractère*, que nous avons observée chez plusieurs malades.

La couleur sombre des téguments, à laquelle le malade ne s'habitue pas facilement, les réflexions que cette coloration suscite continuellement autour de lui, nous paraissent propres à engendrer la mélancolie. Peut-être même y aurait-t-il une raison physiologique?

Tels sont les phénomènes que nous avons observés chez nos malades et que l'on retrouve dans tous les cas de sclérose biliaire. Le syndrome de cette affection renferme, en outre, deux caractères négatifs d'une haute importance au point de vue du diagnostic : ce sont l'*absence d'ascite* et *l'absence du développement des veines sous-cutanées abdominales.*

L'épanchement péritonéal, quand il se montre, est tardif et peu prononcé. Il ne peut se montrer en effet qu'autant que le processus irritatif intéresse l'aire des capillaires de la veine porte. Le liquide que l'autopsie a révélé dans l'abdomen de notre malade (obs. VI) était dû à une péritonite déterminée probablement par les abcès dont le foie était le siége.

L'étude des causes du développement du réseau veineux sous-cutané abdominal, étude sur laquelle nous avons longtemps insisté, nous montre pourquoi la dilatation de ces vaisseaux accompagne presque toujours la sclérose atrophique et si rarement la sclérose hypertrophique.

DIAGNOSTIC. — Dans les divers cas de sclérose hypertrophique que nous avons observés, l'augmentation du volume du foie étant générale, le diagnostic devait être établi avec l'hypertrophie simple, la dégénérescence amyloïde, le cancer du foie, les tumeurs hydatiques, la congestion simple, le foie gras.

1° *Hypertrophie simple.* Celle-ci se rencontre, suivant Frerichs, dans le diabète sucré, la leucémie, l'adénie, par le séjour dans les pays chauds et marécageux.

Le foie présentait dans les trois cas une dureté particulière à la cirrhose; les antécédents du malade, la marche de la maladie, l'ictère, l'état des urines, nous ont fait en outre exclure cette affection.

2° *Dégénérescence amyloïde.* Ses causes ordinaires sont la suppuration prolongée, les maladies chroniques cachectisantes, la phthisie pulmonaire, la scrofule... Elle attaque presque toujours la rate et les reins. Il y avait absence d'albumine dans les urines de deux de nos malades et, bien qu'il y en eût de légères traces dans l'obs. VII, il ne nous était pas permis de porter un tel diagnostic alors qu'aucun des trois malades ne présentait les symptômes qui peuvent faire hésiter en faveur d'une dégérescence amyloïde dans laquelle il n'y a ni douleurs hépatiques, ni ictère, tandis que l'ascite y est fréquente.

3° *Cancer du foie.* Nous ne pouvions pas nous arrêter à l'idée d'un cancer parce que, dans aucun cas, la palpation ne nous à révélé à la surface du foie la présence de tumeurs marronnées ; l'âge de nos deux malades, des deux premiers surtout (W... et F...), nous éloignait d'ailleurs d'un tel diagnostic : l'un avait 28 ans, le second 29, le troisième n'en avait pas plus de 40 ;

4° *Tumeur hydatique.* Étions-nous en présence d'une tumeur hydatique ? Dans les cas de tumeurs semblables, l'augmentation de volume du foie est le plus souvent partielle;

elles peuvent, en outre, siéger à la partie inférieure et rendre ainsi impossible la sensation particulière de flot vibrant, de frémissement hydatique. Mais les malades, au moment où ils se sont présentés, ne jouissaient plus de la conservation de la santé générale comme on le remarque dans les cas de tumeurs de ce genre. D'ailleurs la tuméfaction de la rate, l'état des urines ne nous permettaient pas de nous arrêter à un diagnostic semblable.

Nous n'abandonnerons pas ce paragraphe sans parler du kyste hydatique qui a déterminé une cirrhose hypertrophique chez une de nos malades (obs. VI) et qui a été méconnu pendant la vie. Pouvait-on le diagnostiquer? Non, parce qu'il était situé à la face inférieure du foie et n'avait pas des dimensions suffisantes pour qu'on pût percevoir le frémissement vibratoire.

5° *Congestion simple.* Avions-nous affaire à une congestion simple? Elle a pour cause initiale, ou une réplétion considérable de la veine porte, ou une augmentation de la pression sanguine dans la veine sus-hépatique, Celle-ci détermine une congestion purement mécanique, résultat des maladies du cœur ou des poumons : l'examen de ces organes nous faisait rejeter cette cause.

Pouvait-il y avoir une congestion par réplétion considérable de la veine porte? mais celle-ci n'est souvent que le commencement de la sclérose atrophique.

Les commémoratifs ne nous autorisaient pas à croire à une congestion déterminée par le traumatisme ou l'absorption de certains poisons.

La marche de la maladie, l'état des malades ne nous prouvaient que trop que nous n'étions pas en présence d'une congestion simple.

Cependant le diagnostic peut quelquefois être difficile,

comme le montre l'observation d'une malade de la clinique dont nous donnons l'observation (obs. XIV, p. 123). Dans ce cas, la marche de la maladie pouvait seule éclairer le diagnostic.

6° *Foie gras*. Le diagnostic du foie gras ne pouvait pas être porté, car celui-ci se rattache à une stéatose générale et ne s'accompagne pas d'ictère. L'induration du foie, l'amaigrissement de nos malades et la coloration des téguments étaient confirmatifs à ce sujet.

Marche et terminaison. — L'ictère ouvre généralement la scène morbide. Il apparaît soit pendant un accès de colique hépatique ou de fièvres intermittentes, soit à la suite d'une douleur hépatique, soit enfin sans cause appréciable comme dans l'obs. VII. L'hypochondre droit se développe insensiblement et, après plusieurs mois ou même plusieurs années, les vêtements qui s'attachent au niveau de la région lombaire exercent une constriction gênante d'abord, puis douloureuse ; quelques mois encore et le malade ne pourra plus se baisser. Des douleurs hépatiques se manifestent à une époque quelconque de cette première période ; le plus souvent vives, elles s'accompagnent de fièvre, d'une augmentation de volume du foie et d'une coloration ictérique plus foncée ; ces douleurs correspondent à des poussées de périhépatite ou de périsplénite. Dans leur intervalle le malade n'éprouve pas autre chose qu'une sensation de pesanteur plus ou moins marquée dans l'hypochondre droit, et une certaine gêne qui rend quelquefois impossibles les mouvements de flexion du corps en avant. Il continue à vaquer à ses occupations habituelles, jouissant d'une intégrité à peu près complète de toutes ses fonctions, à part toutefois de légers troubles gastro-intestinaux. Cette période d'état a une longue durée : elle a été de trois ans chez W... (obs. VI) et de six ans dans un autre cas (obs. VII). Pendant ce temps, l'amaigrissement et la diminution des forces on été lents et progressifs : il arrive enfin un moment où leur progrès est sensible ; alors survient sans cause appréciable, une poussée de péritonite partielle à laquelle le malade offre une résistance moindre soit par suite des troubles de la nutrition générale qui se sont produits insensiblement, soit par suite des altérations profondes du foie. Le malade dépérit dès lors rapidement, tombe dans le marasme et entre sans pouvoir réagir, dans la période fatale.

Le tableau clinique se termine soit par les accidents de l'ictère grave, soit par ceux de peritonite généralisée.

Les troubles de l'hématose hépatique, la présence de la matière biliaire dans le sang, la pénétration dans ce même liquide de principes provenant de la décomposition des substances azotées, soit de celles qui entrent dans la constitution des éléments de l'organe, soit de celles qui sont amenées au foie par le sang, sont les trois causes principales de la viciation du sang ainsi que M. Vulpian nous l'a démontré dans son cours.

Le sang a peu de tendance à se coaguler, les globules rouges sont moins nombreux. La fièvre s'allume, l'ictère devient de plus en plus intense ; des hémorrhagies surviennent par suite d'une modification vasculaire que nous ignorons, et non par suite du changement du sang (Vulpian). En quelques jours le malade est réduit au dernier degré du coma.

C'est dans un état qui faisait pressentir celui-ci à courte échéance que F... (obs. VII) a quitté le service.

Mais avant que ne surviennent les accidents de l'ictère grave, la suppuration du foie qui accompagne le plus fréquemment l'obstruction des voies biliaires et se traduit par de nombreux abcès biliaires, peut hâter la mort avant même que la lésion ait acquis tout son développement. C'est ce que nous avons vu chez W... Une angiocholite suppurée, des abcès péribiliaires ont déterminé une péritonite qui a mis fin à ses jours.

COMPLICATIONS. — La *pleurésie* avec ou sans épanchement se développe assez fréquemment sous l'influence de l'inflammation du foie ou de la rate. Des vaisseaux lymphatiques établissent en effet une communication entre la cavité péritonéale et les cavités séreuses situées au-dessus du diaphragme.

F... (obs. VII) a présenté des signes de *congestion pulmonaire* laquelle s'est accompagnée d'une hémoptysie. Nous considérons cette affection comme une complication et non comme un accident intercurrent parce qu'elle nous parait, dans l'espèce, dépendre de l'affection principale.

En effet, quand le réseau veineux sous-muqueux de l'œsophage est distendu, ses voies d'écoulement sont alors les veines bronchiques, les branches de l'azygos et les diaphragmatiques (Duret); si elles sont insuffisantes pour la quantité de sang qui, en un instant donné, fait irruption dans le plexus sous-muqueux, il semble que le tissu pulmonaire doit être exposé à une congestion.

TRAITEMENT. —La douleur hépatique et la douleur splénique ne résistent ordinairement pas à l'application de quelques ventouses; des émissions sanguines autres pourraient donner lieu à un écoulement difficile à arrêter; de même que dans la sclérose atrophique, les révulsifs seront dirigés contre l'hyperplasie, dont le foie est le siége. L'application de deux cautères sur l'hypochondre droit d'un de nos malades (obs. VIII) n'a pas été suivie d'une amélioration notable. Les troubles qui surviennent dans les voies biliaires donnent lieu à l'emploi des cholalogues. Ces médicaments parmi lesquels on compte la résine de scammonée, le jalap, le turbith végétal, l'aloës, la saponine, la digitaline, etc., provoquent la sécrétion de la bile soit qu'ils agissent par action réflexe, soit qu'ils s'éliminent par le foie; ils suppléent en quelque sorte à la bile et excitent comme elle le tube digestif. On a remarqué que leur administration était suivie d'une action moins intense dans les cas d'ictère. Leur efficacité ne se produirait-elle que dans un milieu alcalin ? On pourra donc prescrire en même temps des eaux alcalines, telles que celles de Vichy ou de Carlsbad.

La constipation sera combattue par la rhubarbe et les purgatifs salins ; on pourra aussi à l'aide de drastiques produire sur la surface muqueuse une dérivation peut-être utile.

L'emploi des altérants que nous avons conseillé dans la sclérose atrophique demande ici une grande réserve, par suite de la prédisposition aux hémorrhagies qui accompagne l'ictère. Utiles dans la première période de la maladie, les alcalins ne pourront plus être continués sitôt que l'on constatera des extravasations sanguines.

Les toniques, les calmants, les antihémorrhagiques seron opposés aux nombreuses causes de déperdition de l'organisme. Mais la première indication sera de rechercher la cause de l'affection. Si l'examen révélait en effet une lithiase biliaire chronique, on prescrirait une médication appropriée. Un traitement palliatif pourra seul être opposé aux symptômes de l'ictère grave terminal.

CHAPITRE IV.

DE LA SCLÉROSE HYPERTROPHIQUE SANS ICTÈRE

Nous ne pouvons que mentionner cette forme dont les cas sont très-rares. L'observation que nous allons citer est de Requin (1) ; elle est intéressante en ce que c'est la seconde qui ait été publiée pour montrer que la cirrhose de Laënnec n'était pas essentiellement caractérisée par l'atrophie du foie. Un cas analogue s'est présenté à la clinique de la Charité chez une malade qui était entrée pour une pleurésie du côté gauche. Comme c'était pendant les vacances, son observation n'a pas été recueillie ; le résultat de l'autopsie existe seul dans le cahier du laboratoire ; nous croyons néanmoins devoir le relater.

Observation IX.

M. S..., marchand de vins, âgé de 39 ans, est entré le 19 mars à la Maison de santé, salle IV, lit 2.

Cet homme était d'une santé habituellement bonne, se nourrissait bien, mais faisait assez souvent des excès de boisson.

Il y a quatre mois, il éprouva pour la première fois quelques douleurs assez légères dans l'hypochondre droit, qui ne furent point assez violentes pour le forcer de suspendre ses occupations.

Trois semaines ou un mois après, vers les premiers jours de

(1) *Union médicale*, 1849

janvier, le ventre augmenta un peu de volume, et, à partir de cette époque, alla toujours en grossissant, puis les jambes s'infiltrèrent puis les cuisses, la verge, les extrémités supérieures. Pendant ce temps-là l'appétit se perdit; la sécrétion des urines avait notablement diminué, l'excrétion en était devenue difficile, les digestions se faisaient irrégulièrement. Le malade avait été à plusieurs reprises saigné et purgé.

Au moment de son entrée dans le service (23 mars), le malade nous présente un ventre énormément ballonné qui donne la sensation du flot intérieur d'un liquide. La matité y existe dans presque toute l'étendue. Les intestins, refoulés sous les fausses côtes, donnent en ce point une sonorité exagérée. La pression, d'ailleurs, n'est point douloureuse, pas même dans l'hypochondre droit, dans lequel toute douleur, tout embarras ont depuis longtemps déjà complétement disparu. La délimitation exacte du foie par la palpation, aidée de la percussion, est impossible. La poitrine semble refoulée en haut, tant est grand l'épanchement ascitique. Le diaphragme ainsi distendu, les poumons comprimés rendent la respiration difficile. Les urines traitées par l'acide azotique ne donnent aucun précipité, ne prennent point la couleur verte; du reste, nous ajouterons que ce malade ne présente aucune trace d'ictère, et ne se souvient point d'avoir eu la peau jaune. Les jambes, les cuisses, la verge sont le siége d'un œdème considérable, les membres inférieurs sont légèrement infiltrés.

Le diagnostic se trouvait donc suffisamment éclairci ; la marche de la maladie, l'épanchement considérable du ventre, l'indolence de l'hypochondre, firent diagnostiquer une cirrhose.

L'autopsie vint bientôt confirmer le diagnostic.

Le lundi 26, dans la nuit, trois jours après son entrée, le malade mourut.

L'*autopsie*, faite le mardi 27, nous présenta un épanchement abdominal abondant, d'un liquide jaune citrin, dont la quantité peut être évaluée à 12 ou 15 litres.

L'épiploon descendait jusqu'au niveau de l'ombilic, était épaissi par une quantité considérable de graisse.

Le foie, refoulé sous les côtes, était volumineux et soutenu par des ligaments plus épais qu'à l'état normal. Le ligament falciforme surtout était au moins doublé de volume.

Le foie, sorti de la cavité abdominale, avait les caractères de la cirrhose la plus franche, la mieux caractérisée. Il était notablement augmenté de volume et de poids ; sa surface externe, légèrement mamelonnée, offrait une teinte gris jaunâtre ; incisé, il criait fortement sous le scalpel et présentait une résistance telle, qu'il fallait une force *considérable* pour faire pénétrer le doigt par la pression à travers son tissu. Ces deux caractères de dureté et de résistance au doigt existaient également dans toutes ses parties. Il était entièrement composé de petits grains, tous d'une forme à peu près ronde, dont la grosseur variait depuis celle d'un grain de millet jusqu'à celle d'un grain de chènevis. Ces granulations, visiblement distinctes, quoique soudées entre elles, avaient toutes une couleur jaunâtre, elles étaient assez semblables aux tubercules miliaires qui se trouvent dans la plèvre et le péritoine des sujets morts de diathèse tuberculeuse, mais plus rares, plus résistantes à la pression faite pour les écraser. Elles pouvaient être séparées les unes des autres, mais ne laissaient entre elles aucun intervalle dans lequel on pût distinguer encore quelques traces du tissu propre du foie.

En aucun point il ne m'a été possible de détacher de la surface de l'organe la plus petite partie de la membrane de Glisson, tant était grande son adhérence aux granulations.

Le foie présentait les dimensions suivantes : longueur du diamètre transversal, 30 cent. ; longueur d'avant en arrière, 27 cent. ; épaisseur, 11 cent. Il pesait 2,900 grammes.

Observation X.

Femme, 34 ans, salle Sainte-Anne, n° 3, service de M. Hardy, (Charité). Entrée au mois d'août. Pleurésie du côté gauche. Pas d'ictère. Ascite. OEdème des membres inférieurs. Maigreur extrême du thorax et des membres supérieurs. Morte le 19 octobre 1878.

Autopsie faite le 21 octobre par M. Malherbe, chef de clinique adjoint. Le cadavre est pâle, émacié ; les jambes œdématiées, l'abdomen distendu par 5 litres de liquide. Eschare considérable au sacrum. Eventration constituée par la distension de la ligne blanhe, les muscles droits de l'abdomen étant refoulés sur les parties latérales. L'écartement des muscles est surtout marqué audessous de l'ombilic où ils ont 15 céntimètres d'écartement. Il n'y a qu'une petite adhérence avec le péritoine qui est parfaitement sain et lavé par le liquide citrin que contient l'abdomen.

Thorax. — Il s'écoule de la plèvre gauche, à l'ouverture du cadavre, une quantité de liquide rougeâtre, différent de celui de l'ascite. La plèvre est épaissie, rouge, couverte de petites granulations tuberculeuses et de fausses membranes. Sur la plèvre pariétale on trouve trois ecchymoses qui peuvent faire penser à des traces de ponctions anciennes. Le poumon du même côté présente des fausses membranes à sa surface ; quelques adhérences au sommet en arrière du lobe inférieur. Ces adhérences ont les dimensions d'une pièce de 1 franc, et, en ces points, il y a des amas de masses tuberculeuses. Le poumon est tout à fait atélectasié et présente une dizaine de noyaux tuberculeux de la grosseur d'un pois disséminés dans toute son étendue. Le poumon et la plèvre du côté droit sont sains.

Le tissu du cœur est pâle. On n'y constate aucune lésion valvulaire. Le cœur droit est flasque, légèrement hypertrophié. L'orifice tricuspide est deux fois plus large que l'orifice mitral.

Abdomen. — L'estomac est très-dilaté, rempli de gaz, il est congestionné, presque ecchymosé surtout au niveau du grand cul-desac. Le *foie* pèse 2,070 grammes, il est très-augmenté de volume, il mesure 25 cent. dans son plus grand diamètre antéro-postérieur et 22 cent. dans le sens transversal, ses bords sont tranchants. Il est granuleux, de couleur café au lait, difficile à dissocier. Il est couvert de granulations qui ont 2 millim. de diamètre. Il est parsemé de kystes transparents, gélatineux, dont les plus gros atteignent le volume d'une noix. Ces kystes sont apparents à la face supérieure et inférieure. Il existe sur le bord postérieur plusieurs cicatrices dues probablement à la rupture de ces kystes. Le lobule droit est hypertrophié dans sa longueur, tandis que le gauche est atrophié, et pourtant la consistance est la même. A la coupe, on retrouve des kystes. La *rate* est volumineuse, marbrée par des taches blanches irrégulières ; son tissu est friable quoique dur. Ces points blancs, à la coupe, sont indurés. Le rein droit est tout à fait anémié, il est blanc mais sans diminution de volume. Le rein gauche, également blanc et gros, présente à la coupe quelques petits kystes. L'*utérus* et ses annexes sont sains. Le corps de l'utérus est peut-être un peu gros.

Examen histologique fait au laboratoire de la Charité par M. le Dr Rémy.

Les plèvres présentent des tubercules dans leur épaisseur. Les reins sont exempts de toute altération interstitielle. Ils offrent une altération de l'épithélium des tubuli contorti qui est tuméfié, très-augmenté de volume, rempli de fines granulations, mais non pas de gouttes graisseuses. Le *foie* est le siége d'une hyperplasie de tissu conjonctif qui enserre les lobules. Au milieu de ce tissu devenu fibreux en certains points on aperçoit des canaux biliaires très-développés. Les cellules hépatiques sont graisseuses et ne paraissent pas atrophiées.

La paroi des kystes est formée d'une couche de cellules épithéliales dilatées par des gouttelettes graisseuses. Le contenu de ceux-ci est transparent et chargé de lamelles de cholestérine.

DISCUSSION.

Le malade était un alcoolique. Il jouissait d'une santé habituellement bonne, lorsque tout à coup une douleur survient dans l'hypochondre droit, douleur déterminée probablement par l'augmentation de volume du foie. Un mois après, apparaît l'ascite qui s'accroît peu à peu et s'accompagne de l'œdème des membres inférieurs. Des troubles gastriques se manifestent, l'appétit se perd, les digestions deviennent irrégulières; la sécrétions des urines diminue; le refoulement du diaphragme dans la cavité thoracique par le météorisme intestinal et par le liquide ascitique gagne enfin les membres supérieurs, et la mort survient quatre mois après le début des accidents. Il n'est pas fait mention de la dilatation du réseau veineux pré-abdominal.

Nous nous trouvons en présence du syndrome de la sclérose atrophique; la marche rapide de la maladie est la seule particularité à noter. L'anatomie pathologique nous réserve une surprise, ce n'est pas le foie petit, lobulé, de Laënnec ; c'est au contraire un foie gros mesurant 25 et 27 centimètres dans son plus grand diamètre antéro-postérieur ; 22 et même 30 centimètres dans le diamètre transversal ; son poids est de 2070 gr. dans un cas et de 2900 gr. dans le second. Sa couleur est d'un gris-jaunâtre ou bien café au lait ; sa surface est mamelonnée, granuleuse ; son tissu est ferme ou résistant, il crie sous le scapel ; ses bords sont tranchants (obs. X), sa capsule adhère intimement au tissu sous-jacent. A la coupe, la surface de section est granuleuse. Ces granulations sont jaunâtres et d'un volume qui varie depuis celui d'un grain de millet jusqu'à celui d'un grains de chènevis. La rate est volumineuse, avec des taches de périhépatite ; son tissu est friable quoique dur.

L'*Examen microscopique* du foie de l'obs. X nous permet de constater une hyperplasie conjonctive qui enserre les lobules ; mais au milieu de ce tissu devenu fibreux en certains points, on aperçoit des canaux biliaires très-développés. Les cellules hépatiques sont graisseuses, non atrophiées.

Il nous est permis de penser que dans ces cas le volume du foie a été augmenté par le résultat de la dilatation de tous les canalicules et canaux biliaires.

Dans le foie de l'observation X l'augmentation de volume est prononcée dans le lobe droit, tandis que le lobe gauche paraît atrophié. La consistance du tissu est la même des deux cotés. La surface est parsemée de kystes transparents gélatineux.

Ce foie diffère, d'une part, du foie sclérosé atrophique par la présence des canaux et des canalicules biliaires dilatés au milieu du tissu conjonctif de nouvelle formation.

D'autre part, les canalicules biliaires ne présentent pas, comme dans la sclérose hypertrophique, cette altération spéciale dans leur structure, qui consiste dans une prolifération considérable des cellules épithéliales qui les tapissent à l'intérieur. Le défaut de cette prolifération rend compte de l'absence de l'ictère. La lumière de ces petits vaisseaux n'ayant pas en effet été obstruée, rien n'a pu s'opposer au passage de la bile ; de là, pas de résorption, pas d'ictère.

La *Pathogénie* n'est pas aisée. L'un des deux malades faisait des excès de boisson. L'alcool n'a dû agir que sur la veine porte. Les canaux biliaires ne paraissent pas sous l'influence d'une irritation ; il ne sont que dilatés. Or, M. Cornil a remarqué, dans quelques cas de sclérose atrophique, qu'il n'y avait plus dans la paroi des branches intralobulaires de la veine porte d'éléments contractiles et élastiques propres à faire progresser le sang dans les capillaires du lobule. Ne pourrions-nous pas avancer que, dans l'espèce, le tissu embryonnaire s'est développé d'abord autour des capillaires porte, et a entouré les canaux biliaires ; arrivé là, l'inflammation a détruit les éléments contractiles et élastiques de leurs parois, sans atteindre les muqueuses ; ou bien encore, après avoir contracté des adhérences avec les parois des canalicules biliaires, le tissu cellulaire, en se rétractant principalement autour de la veine porte, a pu déterminer leur dilatation. Dans cette hypothèse, il faudrait admettre que le centre de rétraction varie avec le degré d'inflammation ; on comprendrait ainsi que le phénomène observé ici ne se produisît pas dans tous les cas de sclérose.

Le *diagnostic* doit être établi entre la sclérose hypertrophique sans ictère et la sclérose atrophique. Deux périodes doivent être distinguées dans celle-ci, à savoir : 1° la sclérose au début ; 2° la sclérose confirmée.

1° La sclérose atrophique au début s'accompagne d'une augmentation du volume du foie. Ce viscère est en effet le siége d'une prolifération du tissu conjonctif qui se produit en dehors des lobules, surtout autour des radicules de la veine porte. L'hépatomégalie est peut-être moindre ici que dans la sclérose hypertrophique ; nous avons vu d'ailleurs que la délimitation de cet organe avait été impossible dans l'obs. IX à cause du météorisme et de l'épanchement. Un autre caractère est la présence de l'ascite. A la première période de la sclérose atrophique, le sang porte circule librement ; il n'y a pas d'extravasation du sérum du sang. Dans ce cas de sclérose avec hypertrophie, au contraire, l'ascite s'est produite, a même été abondante.

Nous ne nous dissimulons pas pourtant toutes les difficultés qui entourent un semblable diagnostic. Dans les premiers temps, la concomitance de ces deux symptômes bien constatés serait de nature à faire songer à une hypertrophie sans en donner la certitude.

2° La sclérose atrophique confirmée se distingue par la diminution du volume du foie qui survient lorsque le tissu conjonctif, subissant la transformation scléreuse, se rétracte. Mais cet amondrissement du volume du foie ne pouvant pas toujours être constaté, et les autres symptômes étant les mêmes dans les deux formes de sclérose, le diagnostic sera incertain et ne pourra être éclairé que par la plus grande fréquence de la forme atrophique, et la marche peut-être plus rapide de la forme hypertrophique.

La durée plus courte de la sclérose avec hypertrophie doit dépendre de l'altération qu'éprouve la nutrition, soit par suite de l'atrophie plus marquée ou de la dégénérescence graisseuse des cellules hépatiques, soit par suite d'une modification sinon dans la sécrétion du moins dans la circulation de la bile ; celle-ci pouvant être ralentie par le fait de la dilatation des canalicules et leur défaut de contraction.

CHAPITRE V.

DE LA SCLÉROSE ATROPHIQUE A FORME MIXTE OU AVEC ICTÈRE CHRONIQUE.

Cette forme s'offre à nous avec les symptômes de la sclérose atrophique vulgaire auxquels vient se joindre un ictère plus ou moins foncé. Le tissu conjonctif hyperplasié se rétracte assez pour que le foie présente un volume à peine égal sinon inférieur au volume normal, mais non suffisamment pour qu'il soit réduit autant que dans la sclérose atrophique simple.

La lésion de la veine porte contrebalancée par celle des voies biliaires l'emporte cependant. La relation de quatre observations nous facilitera l'étude de cette affection.

Observation XI.

(Due à l'obligeance de M. le Dr Homolle.)

Dans les derniers jours du mois d'août 1874, entre dans le service de M. Bourdon, à l'hôpital de la Charité, la nommée Legrillon, âgée de 58 ans.

Depuis dix-neuf ans elle éprouve du malaise, des ennuis ; elle pleure facilement, s'inquiète sans motifs. Mariée à 30 ans, elle n'a jamais eu d'enfants. Depuis deux ans, l'appétit diminue, les forces disparaissent. Enfin, au mois de septembre 1873, l'appétit est complétement perdu ; il survient des douleurs dans les genoux ; un ictère modéré apparaît, dure six semaines et se montre de nouveau quelque temps après. L'anorexie reste à peu près complète pour tous les aliments. D'après ses aveux, la malade n'aurait jamais eu d'habitudes alcooliques. Pas de syphilis. Depuis dix ans, elle aurait eu un peu d'œdème du membre inférieur gauche ; depuis près d'un an, les jambes sont plus tuméfiées ; la respiration est un peu gênée; il existe aussi un gonflement du ventre assez peu appréciable, qui n'avait d'autre inconvénient que celui de ne pas permettre les vêtements serrés ; la malade ne peut préciser l'époque à laquelle remonte ce symptôme. Quelques épistaxis peu abondantes depuis six mois.

A son entrée, la malade présente une teinte ictérique franche des conjonctives et de la peau de la face ; teinte moins appréciable sur l'abdomen et aux membres inférieurs. On constate un œdème des parois abdominales avec quelques veines peu accusées ; une ascite considérable ; un œdème prononcé, mou, des membres inférieurs. Rien qui ressemble à des douleurs hépatiques, même atténuées, actuellement ni autrefois. Langue rouge, un peu lisse ; constipation, pas de tendance au vomissement. L'auscultation du cœur révèle un léger souffle ou prolongement systolique à la partie moyenne du cœur, mais non à la pointe même. Pas de lésions pulmonaires, pas même de congestion notable. La malade accuse des hémorrhoïdes qui se sont produites depuis que les accidents sont plus accusés ; elles ne sont pas le siége d'hémorrhagie.

29 août. L'ascite étant très-abondante, on pratique la paracentèse et on retire 10 litres de liquide. Le foie ne paraît ni irrégulier ni bosselé. La ponction procure un soulagement momentané.

Le 31. Très-prostrée ; souffre de partout ; facies altéré. Pouls très-régulier, assez fort, 96 pulsations ; 20 mouvements respiratoires profonds ; dyspnée plus pénible que les jours passés, au dire de la malade ; peu de toux. Voix faible entrecoupée. L'ictère n'est pas plus accusé ; pas de douleurs hépatiques ; abdomen volumineux ; distension gazeuse et reproduction de liquide ascitique ; œdème considérable des membres inférieurs ; pas d'œdème des parois abdominales au-dessus de l'ombilic. Pas de selles malgré l'administration de 8 grammes d'eau-de-vie allemande ; pas de nausées ; quelques coliques ce matin. La pointe du cœur bat dans le quatrième espace intercostal en dehors du mamelon. Impulsion assez forte sans frottement ; pas de souffle bien notable au-dessous de la pointe ; le bruit sytolique est seulement prolongé, près du sternum, au niveau du troisième espace intercostal.

1er septembre. Très-abattue, souffrant de partout ; facies altéré ; soif vive ; malaise extrême, sans douleur, sauf quelques coliques passagères après l'ingestion des aliments ; se plaint de chaleur. Pouls, 104. L'ascite augmente sans douleur abdominale. La langue est rouge, desquamée, assez humide. Il y a eu des selles la nuit dernière. Pas de souffle cardiaque.

Le 2. Même abattement. Pouls régulier, 92. — Soir. Pouls, 92. Il y a du mieux; la figure est meilleure.

Le 3. Même état de prostration sans phénomènes locaux bien accusés. Pouls, 108; pas de chaleur fébrile, somnolence; anorexie absolue. Urines très-foncées, coloration de *porter*, non albumineuses. L'acide nitrique ni la teinture d'iode ne donnent la coloration caractéristique du pigment biliaire. La malade reste encore quarante huit heures dans cet état d'accablement sans douleurs locales; l'ictère reste modéré; l'ascite se reproduit abondamment. Dégoût absolu pour les aliments. La mort survient le 5 au soir.

Autopsie faite le 7 septembre.

A l'ouverture du cadavre, on constate un épanchement péritonéal très-abondant; il s'écoule 7 à 8 litres d'un liquide fortement coloré en jaune. Météorisme considérable.

Foie très-petit, flasque, très-granuleux, gris avec des grains jaunâtres pâles; les granulations sont assez volumineuses, de la dimension d'un grain de chènevis et même un peu plus fortes. En quelques points, traînées de tissu fibreux visibles à l'extérieur, mais pas de cicatrices rétractiles, pas de brides déprimées, pas de gros lobules. A la coupe, tissu résistant, fibroïde, avec un aspect aussi transparent en quelques points; tractus fibroïdes; grains jaunâtres, pâles, analogues à ceux de la surface, miliaires comme eux; lobules graisseux. La veine cave ni les conduits hépatiques ne sont comprimés. La vésicule est modérément remplie de bile normale; au niveau du hile sont deux ganglions en partie crétacés. Dans le lobe droit du foie, au niveau du ligament coronaire est une tumeur érectile du volume d'une mandarine.

Reins un peu gros; substance corticale pâle, d'apparence graisseuse (il n'y avait pas eu d'albuminurie pendant la vie). Pas d'autres lésions notables.

Cœur petit, mou. Valvules suffisantes; épanouissement manifeste, quoique peu accusé du bord libre de la valvule mitrale.

A peine un peu de congestion à la base des deux poumons.

Observation XII.

(Par M. Beaudoin, externe à Cochin.)

Le nommé Gibiat (Jean), âgé de 55 ans, exerçant la profession de cannier, entra à l'hôpital Cochin (salle Saint-Philippe, n° 4) le 15 septembre 1878.

Dans sa jeunesse, il fut atteint à plusieurs reprises de fièvres paludéennes, pendant un long séjour dans le Limousin. Il a des hémorrhoïdes depuis vingt-deux ans. La maladie actuelle débuta il y a environ dix-huit mois par des douleurs dans le ventre, principalement dans le côté gauche; il apparut en même temps une diarrhée blanchâtre ou verdâtre ; il survint un ictère qui a toujours persisté depuis; d'abondantes épistaxis se renouvelèrent assez souvent. Entré à l'hôpital Saint-Louis, le malade, qui avait perdu l'appétit, fut mis au régime lacté et eut alors seulement quelques vomissements. On constata une hypertrophie de la rate qui fut rapportée aux fièvres antérieures. Le malade ayant toujours eu, dit-il, le ventre un peu volumineux, ne peut préciser le début de l'ascite. Ce n'est que depuis six mois qu'il est gêné par le développement qu'a pris l'abdomen; de cette époque date aussi l'œdème des extrémités inférieures. Sa boisson ordinaire était le vin rouge dont il buvait de 1 litre à 1 litre et demi par jour; il ne s'enivrait que rarement.

Etat actuel. Le malade se présente aujourd'hui dans un état de grande faiblesse qui laisse deviner un début de cachexie. La face et les conjonctives sont jaunes, subictériques. La maigreur des membres supérieurs constraste avec l'œdème des membres inférieurs. L'abdomen, excessivement volumineux, distendu, luisant, est surmonté d'une petite ampoule rosée constituée par une hernie aqueuse de l'ombilic. Il mesure 1 mètre 26 centimètres de circonférence. Sa partie inférieure, de même que le scrotum, sont œdématiés, rouges, érythémateux. Les veines sous-cutanées sont distendues ; l'existence de l'ascite est révélée par l'examen. L'appétit est nul; il y a de la constipation ; les matières sont tantôt blanchâtres, tantôt colorées par du sang. Les urines, très-rares, sont rougeâtres, chargées de sels ; traitées par l'acide azotique, elles donnent la réaction des urines ictériques. La respiration est fréquente, courte. Le pouls est fréquent, petit, dicrote. On entend, en auscultant le cœur, un roulement systolique très-vague dont le maximum est à la pointe.

Le 16. On pratique la ponction et on retire 9 litres d'un liquide limpide, jaune citrin. Après cette opération, le malade se trouve soulagé, s'entretient longuement avec sa femme, passe la soirée sans présenter le moindre accident, ni proférer la moindre plainte. Vers minuit ou une heure du matin, il s'assoupit, tombe dans un collapsus dont il est impossible de le tirer. Sa main droite est très-enflée ; il y a incontinence d'urine. Le malade reste plongé dans le coma durant toute la journée et meurt dans la soirée du 17.

Autopsie. Les poumons ne présentent que de la congestion. Le cœur est graisseux, sans lésion valvulaire et d'un volume à peu près normal. L'abdomen contient encore une grande quantité de liquide citrin sans flocons jaunâtres, ni rien qui révèle une inflammation récente. Le péritoine est épaissi, blanc dans toute son étendue : il ne renferme pas trace de vascularisation, de fausses membranes, ni de péritonite récente. (Le malade n'a donc pas succombé à de la péritonite.) Le grand épiploon, revenu sur lui-même, descend à peine au delà du côlon transverse. Le *foie* présente à un degré très-avancé les altérations classiques de la cirrhose vulgaire. Il est petit, gris verdâtre, semé de points rouges et jaunes, extrêmement granuleux ; les granulations sont fines et serrées. Il se déchire et laisse voir des granulations grises avec des points jaunes abondants. Il est dur et fibreux dans toute son étendue. La veine porte et la veine cave sont un peu dilatées. La vésicule biliaire est volumineuse, sans altération. La *rate*, très-volumineuse, mesure plus de 20 centimètres dans son diamètre vertical. Elle est régulière, sans bosselures. Son enveloppe fibreuse est cependant épaissie ; il existe des traces de périsplénite spécialement au niveau de la face gauche. A ce niveau, il y a des plaques fibreuses d'une épaisseur de près de 1 centimètre. A la coupe, la rate paraît congestionnée sans trace de sclérose. Les reins sont un peu graisseux et congestionnés. Ils sont très-augmentés de volume.

Observation XIII.

(Présentée à la Société anatomique, mars 1876, par M. Delaunay, interne des hôpitaux. Examen histologique par M. Gombaut.)

L... E., 47 ans, gantier, est entré à l'hôpital Saint-Antoine, dans le service de M. Rigal, le 22 janvier, avec les symptômes d'une cirrhose assez avancée. Il était malade depuis 8 mois environ et jusqu'à cette époque il n'avait jamais eu aucune autre maladie grave.

On ne retrouve pas de trace de syphilis dans ses antécédents et l'alcoolisme est très-douteux : le malade ayant mené une vie assez régulière et ne présentant aucun des signes qu'on trouve en pareil cas.

Ce qui frappa d'abord notre attention ce fut l'intensité de la coloration ictérique.

Au dire du malade, et ses renseignements sont précis, c'est par l'ictère qu'a débuté l'affection. Pendant quatre mois la jaunisse est allée se prononçant de plus en plus sans qu'il ressentît aucun malaise, aucun autre symptôme susceptible de l'inquiéter. A ce moment survinrent des douleurs dans l'hypochondre droit, de l'amaigrissement et la perte lente des forces ; il ne fut pas pour cela obligé de suspendre son travail qu'il a continué jusqu'à son entrée à l'hôpital. Il n'y a eu pendant tout ce temps ni vomissements, ni diarrhée, ni perte d'appétit.

A son entrée, on trouve un épanchement péritonéal très-appréciable sans que le malade se soit aperçu de l'augmentation de son ventre.

Le foie et lès organes sont difficiles à limiter; cependant une percussion attentive nous fait constater une diminution du foie et une augmentation assez considérable de la rate. Les veines de la paroi antérieure de l'abdomen sont manifestement plus volumineuses qu'à l'état normal. On ne trouve rien au cœur ni dans les autres organes.

Mais ce qui frappe surtout, c'est l'intensité de l'ictère, et il dure depuis 8 mois. Depuis 4 mois sont survenues les douleurs mais elles ont toujours été légères.

A partir de l'entrée du malade à l'hôpital l'affection prit une marche plus aiguë; l'épanchement augmenta rapidement et le 18 février en raison de la gêne respiratoire et de la distension de la paroi abdominale on se vit dans la nécessité de faire une ponction. On retira 7 à 8 litres de liquide, et, on put alors se convaincre que le foie était bien en effet diminué de volume. La percussion pratiquée avec soin et plusieurs jours de suite par M. Rigal, donna pour la ligne axillaire une hauteur de 8 à 10 centim., de 6 à 8 pour la ligne mamelonnaire, et de 4 à 5 pour la ligne médiane.

La rate fut trouvée volumineuse et présentant à la percussion 15 à 18 cent. dans son grand diamètre, sur 8 à 10 dans le petit.

Le malade avait été pris de diarrhée dès les premiers jours de son entrée à l'hôpital et elle continua jusqu'à la mort qui arriva le 2 mars.

Dans les derniers jours de la vie le malade tomba dans une somnolence continuelle dont il était assez difficile de le faire sortir. Il eut quelques épistaxis, d'ailleurs peu abondantes. Il n'y eut aucune autre hémorrhagie et pas le moindre symptôme du côté du système nerveux. A aucune époque il n'y a eu de fièvre ; la température a toujours été au-dessous de la normale.

Autopsie. — Le foie a diminué de volume; son poids était de 1,215 grammes. Son diamètre transversal mesurait 22 cent., l'antéro-postérieur 14. L'épaisseur était de 6 à 7 centim. Le foie était manifestement rétracté, surtout vers sa partie médiane ; la surface était mamelonnée, chagrinée et présentait quelques brides cicatricielles, pénétrant peu profondément dans l'intérieur de l'organe. Il adhérait intimement aux organes environnants, surtout au diaphragme. Certains points du foie paraissent au moins superficiellement beaucoup moins altérés ; notamment cette partie de la face supérieure située à l'union des deux lobes et une certaine étendue située à la partie inférieure de l'extrémité droite de l'organe. A la coupe, le tissu est ferme et crie sous le couteau dans les points rétractés; mais à une profondeur de deux à trois centimètres la consistance change absolument. Le tissu est ramolli et forme une véritable bouillie dans laquelle le doigt s'enfonce très-facilement. Il en est de même dans toute l'étendue des parties qui ne sont pas rétractées à la surface. Dans les parties superficielles et résistantes, la coloration est d'un blanc jaunâtre ; jaune verdâtre dans les parties profondes et ramollies.

Les voies biliaires : vésicule, canal cholédoque, canal hépatique et ses grosses divisions sont saines et perméables. Il en est de même de la veine porte. Aucune tumeur dans le voisinage du hile du foie.

La rate est ramollie et congestionnée; très-aplatie et plus volumineuse qu'à l'état normal. Son poids est de 670 grammes. Reins congestionnés. Rien de particulier dans les autres organes.

L'examen histologique du foie a été fait par M. Gombault, dans le laboratoire de M. Charcot.

Les plaques qu'on remarquait à la surface du foie et qui lui donnaient l'aspect granuleux, sont constituées par un épaississement de la capsule fibreuse de l'organe.

On a vu que le foie, dans son ensemble, présentait deux portions bien différentes d'aspect, l'une corticale, formant une sorte d'enveloppe à la seconde et constituée par un tissu dense, résistant, de couleur blanc jaunâtre ; l'autre centrale, fortement colorée par la bile, ramollie et presque diffluente en certains points. Dans l'une et l'autre portion, on constate sur les coupes l'existence d'une sclérose de l'organe, mais cette sclérose est plus prononcée dans la première que dans la seconde.

L'hyperplasie conjonctive n'affecte pas, du reste, de distribution régulière, elle est à la fois extra et intra-lobulaire. Elle se présente, la plupart du temps, sous la forme de larges bandes constituées par de gros faisceaux de tissu conjonctif et limitant des îlots irréguliers de cellules hépatiques. Sur d'autres points, les lobules sont pour ainsi dire dissociés, et leurs cellules sont disséminées çà et là dans les espaces conjonctifs. Toutefois, sur certaines préparations, principalement au niveau de la zone corticale, le tissu scléreux est infiltré de nombreux éléments lymphatiques.

Les canaux biliaires sont manifestement altérés. La lumière de beaucoup de gros canaux paraît, sur les coupes transversales, complétement obstruée par des amas de cellules épithéliales, tandis que dans l'épaisseur des tractus fibreux, on constate la présence de nombreux canalicules dilatés, remplis de petits éléments cubiques et formant, dans certains points, de véritables réseaux.

Les cellules hépatiques étudiées, soit par dissociation, soit à l'aide des coupes, sont, pour la plupart, fortement colorées en jaune par la bile. Elles ne se colorent plus par le carmin et ne possèdent plus de noyau reconnaissable. Un grand nombre d'entre elles sont considérablement atrophiées et ne sont plus représentées que par un petit amas de granulations jaunes. Cette atrophie de cellules, porte principalement sur la portion centrale du foie, celle qui était jaune et ramollie.

Dans la zone corticale, au contraire, où la sclérose et la dilatation des canalicules biliaires sont plus prononcées, les cellules qui ont persisté sont moins profondément altérées et se colorent, pour la plupart, encore par le carmin.

En résumé : sclérose diffuse du foie ; catarrhe des gros canaux biliaires ; développement considérable, mais partiel, du réseau des canalicules : atrophie et destruction d'un grand nombre de cellules hépatiques, telles sont les principales lésions qu'a permis de constater l'examen microscopique.

Observation XIV (Personnelle).

Au n° 6 de la salle Sainte-Anne, à l'hôpital de la Charité, est couchée Com... (Marceline), âgée de 38 ans, cuisinière.

Elle est entrée dans le service le 15 janvier 1877. Tempérament nerveux, constitution fatiguée.

Pas d'antécédents héréditaires. Antécédents personnels : réglée à 14 ans ; flux cataménial toujours précédé depuis de vives douleurs dans le bas-ventre. A l'âge de 23 ans, ictère sans douleur hépatique ; cinq ans après, une pleurésie à droite ; à 30 ans, un rhumatisme aigu ; à 36 ans, une bronchite aiguë. Jamais de fièvres intermittentes ; pas de syphilis.

Elle est malade depuis douze jours. Elle avait ses règles depuis environ trente-six heures lorsqu'elle fut prise de fortes coliques et de diarrhée ; elle ressentit en même temps une douleur en ceinture s'irradiant jusqu'à l'omoplate droite. Nausées. Pas de vomissements. Elle souffrait ainsi depuis six jours lorsqu'elle devint jaune.

Etat actuel. — Cette femme maigre présente une coloration ictérique peu foncée de tous les téguments. Les sclérotiques sont jaunes ainsi que le tissu cellulaire qui avoisine les veines ranines. Cet ictère date de six jours. Elle éprouve une douleur sourde dans la région hépatique.

Le ventre est augmenté de volume à sa partie supérieure, l'appendice xiphoïde semble repoussé en avant. On sent au palper le bord tranchant du foie qui paraît très-induré. Cet organe remonte jusqu'au mamelon et descend à trois travers de doigt au-dessous des fausses côtes. Il mesure environ 15 centimètres au niveau de la ligne mamelonnaire. On croit sentir la vésicule biliaire. En arrière, la matité hépatique remonte à droite jusqu'à l'angle inférieur de l'omoplate. Rate volumineuse. Sa matité se confond en bas avec celle du foie. Les veines sous-cutanées abdominales sont dilatées dans la région splénique. Pas d'ascite. Langue bonne. Perte d'appétit. Pouls très-régulier. 76 pulsations par minute.

Temp. vaginale, hier soir, 37°,2. Cœur très-relevé. Sa pointe bat dans le troisième espace intercostal à trois travers de doigt au-dessus du mamelon et à deux du bord sternal gauche. Léger bruit de souffle systolique et un peu présystolique à la pointe. Diarrhée, fèces grises, couleur de terre glaise ; urines offrant une coloration à peu près normale, surmontées d'une mousse verdâtre. Traitées par l'acide nitrique, elles deviennent d'un vert bouteille ; le chloroforme précipite avec une couleur jaune.

Prescription : Tisane de saponaire avec 2 gr. de bicarbonate de soude ; bains alcalins.

17 janvier. La nuit dernière, la malade a éprouvé une vive douleur à la région hépatique avec irradiations vers l'épaule droite ; coliques ; couleur normale des urines. Réaction ictérique.

Le 19. Douleur sourde à la région hépatique.

Le 22. Douleurs en ceinture et coliques disparues sous l'influence d'injections sous-cutanées de morphine ; sommeil profond ; diminution sensible du volume du foie ; urines ictériques.

Le 25. Plus de diarrhée ; fèces de couleur normale.

1er février. Le mieux continue. Diminution de l'ictère. Il ne reste qu'une sensibilité grande, il est vrai, à la région hépatique et au creux épigastrique. (Est-ce la vésicule biliaire ?)

Retour de l'appétit. Le foie semble remonter à un travers de doigt au-dessous des fausses côtes. Sa matité se confond à gauche avec celle de la rate. Cœur toujours à la même place.

Le 7. Le mieux persiste. Teinte ictérique peu marquée.

Le 16. La malade va bien. La pression réveille une douleur, non à la région hépatique mais au creux épigastrique. Le foie a repris son volume à peu près normal ; néanmoins, la pointe du cœur bat toujours dans le troisième espace intercostal.

7 mars. Les jours suivants, l'amélioration fait de rapides progrès. Plus de douleurs, plus d'ictère.

Appétit bon. La malade, dans un bon état de santé, part le 7 mars pour la maison de convalescence du Vésinet ; la pointe du cœur battait toujours dans le troisième espace intercostal.

Après plusieurs mois d'une santé bonne, elle commença à maigrir et à éprouver, du côté du tube digestif, des troubles notables, tels que l'inappétence, un sentiment de pesanteur pendant la digestion, des vomissements et surtout une diarrhée abondante, persistante, caractérisée chaque jour par cinq ou six garde-robes liquides. Ces symptômes décidèrent la malade à se représenter de nouveau à l'hôpital où elle entra au mois de novembre de la même année.

A ce moment, ce qui, au premier abord, attirait l'attention, c'était une maigreur excessive des parties supérieures du corps, de la figure, du bras, du thorax, tandis que les membres inférieurs et le ventre étaient le siége d'une augmentation de volume considérable. La peau des jambes et des cuisses était, en effet, soulevée par de la sérosité et le ventre lui-même était le siége d'une ascite manifestement indiquée par la sensation de fluctuation que l'on obtenait à la percussion, ainsi que par le déplacement de la matité, suivant la position que l'on faisait prendre à la malade. De plus, cette femme présentait sur la paroi antérieure de l'abdomen, des veines très-dilatées. Quant à la coloration jaune que nous avions constatée lors du précédent séjour de la malade dans le service, elle avait complétement disparu et fait place à une teinte terreuse très-accentuée. De son côté, le foie, naguère augmenté de volume, s'était considérablement rapetissé, surtout à droite, car à gauche on constatait toujours un certain sentiment de résistance qui semblait indiquer que, de ce côté, cet organe avait conservé un volume à peu près normal.

Les urines, examinées avec soin, ne présentaient à la simple inspection rien de particulier. Elles étaient peu abondantes, mais claires, transparentes et n'offraient pas surtout cette coloration rouge qui caractérise certaines affections du foie et notamment la cirrhose. On y constatait une diminution assez notable des sels organiques et des matériaux solubles de l'urine, et une diminution considérable de l'urée qui était descendue à 3 gr. 80 dans les vingt-quatre heures. D'autre part, on remarquait une augmentation très-grande de l'acide urique, dont la proportion était presque triplée et s'élevait à 1 gr. 50; une augmentation relative des matières extractives azotées de l'urine; enfin, une proportion également accrue d'uro-hématine, d'indican et des peptoses. La malade alla s'affaiblissant de plus en plus jusqu'au 6 janvier, jour où elle succomba.

Autopsie. Le foie présente des traces de périhépatite. Sa surface est bosselée, inégale; il est notablement diminué de volume, à l'exception pourtant du lobe gauche, qui ne paraît pas sensiblement diminué. A la coupe, on ne trouve ni inégalités, ni saillies, ni coloration jaune du parenchyme hépatique. Cependant le lobe gauche paraît un peu induré; il est parcouru, à la coupe, par quelques petits tractus fibreux qui indiquent un certain degré de développement du tissu conjonctif. La rate était considérablement tuméfiée; son volume était à peu près triple du volume normal, elle portait des traces de périsplénite. Rien du côté des reins. Les poumons présentaient au sommet quelques foyers caséeux. Quant au cœur, il ne présentait rien de particulier, et sa situation anormale semblait plutôt être une disposition congénitale que le résultat du refoulement de cet organe par le foie.

DISCUSSION.

Étiologie. — De même que dans la forme type, nous constatons chez un malade des habitudes alcooliques, et une ancienne intoxication paludéenne (obs. XII). Dans l'obs. XIII, le malade nie avoir jamais eu des habitudes alcooliques.

Nous avons déjà dit que cet aveu pouvait être sincère, alors même que l'économie était manifestement intoxiquée. Nous ne sommes pas cependant autorisé à conclure de l'affection à la cause ; il est sage en présence de la double lésion que nous constatons, de laisser une place au doute. Quant à la malade de l'obs. XIV, sa profession de cuisinière lui fournissait maintes occasions de manquer de sobriété. Nous constatons en outre chez elle un rhumatisme articulaire aigu.

Peut-être le tempérament arthritique favoriserait-il le développement d'une inflammation de la muqueuse des voies biliaires.

Enfin, dans un cas, (obs. XI) deux ganglions crétacés siégent au niveau du hile ; avant de subir cette dégénérescence calcaire, n'auraient-ils pas exercé une compression fâcheuse? Il y a en outre dans le lobe droit, une tumeur érectile volumineuse.

Anatomie. pathologique. — Le foie est toujours diminué de volume ; l'un des deux lobes peut avoir un volume à peu près normal (obs. XIII et XIV), sa capsule peut renfermer des points blanchâtres, traces d'une périhépatite ancienne (obs. XIII). Sa coloration est tantôt d'un gris verdâtre, tantôt gris avec des points d'un jaune pâle : sa surface est granuleuse, (obs. XI et XII), bosselée, mamelonnée, chagrinée ; ces granulations fines et serrées dans certains cas peuvent devenir volumineuses ; des traînées de tissu fibreux sillonnent le foie présentant (obs. XIII) ou non (obs. XI) de brides cicatricielles.

A la coupe, le tissu est ferme, résistant, fibroïde : il crie sur une certaine étendue (obs. XIII). La surface de section présente ici un aspect fibroïde, presque transparent en certains points (obs. XI) ; là, des granulations grises avec des points jaunes abondants (obs. XII) ; ailleurs enfin (obs. XIII), cette surface est nettement divisée en deux portions bien différentes d'aspect, l'une *corticale*, dense, résistante, de couleur blanc jaunâtre, et à processus scléreux très-prononcé ; l'autre *centrale*, fortement coloriée par la bile, ramollie et presque différentes en certains points.

La veine porte et la veine cave peuvent être dilatées (obs. XII). L'hyperplasie conjonctive est à la fois extra et intra-lobulaire (obs. XIII). Les canaux biliaires sont altérés ; tandis que les uns sont obstrués par des amas de cellules épithéliales les autres sont dilatés et forment de véritables réseaux dans l'épaisseur des tractus fibreux.

Les cellules hépatiques, pour la plupart fortement colorées en jaune par la bile, sont considérablement atrophiées dans la portion centrale du foie ; dans la zone corticale, au contraire, où la sclérose et la dilatation des canalicules biliaires sont plus prononcées, elles sont moins profondément altérées.

Symptomatologie. — Nous étudierons le plus possible les symptômes dans l'ordre de leur succession. Une double lésion commande à la série des manifestations morbides dont nous serons les témoins, à savoir : une sclérose très-prononcée avec dilatation des canalicules biliaires sur certains points, et, sur d'autres, des canaux biliaires dont la lumière est obstruée par un amas de cellules épithéliales ; ici par conséquent, résorption de la bile, et symptômes de la sclérose hypertrophique ; là, obstacle à la circulation porte et symptômes de la sclérose atrophique.

La lésion biliaire et la lésion veineuse marchent de front ; parfois elles semblent rivaliser d'énergie tantôt l'une, tantôt l'autre prédomine, c'est à celle qui l'emportera. L'histoire de la malade qui fait le sujet de l'obs. XIV est intéressante sous ce rapport.

Au début, l'*ictère* apparaît au premier plan et persiste si ce n'est dans un cas où il semble remplacé par une teinte terreuse (obs. XIV). Il y a bien de la diarrhée (obs. XII, XIV) ou de l'œdème des membres inférieurs (obs. XV), mais comment songerait-on à la sclérose atrophique alors que l'on constate en même temps que l'ictère une augmentation considérable du *volume du foie* (obs. XIV)?

Le ventre gonfle (obs. XI), devient le siége de douleurs vives (obs. XII, XIII, XIV) ; des épistaxis surviennent (obs. XI, XII) ; le malade éprouve des troubles gastriques, maigrit, perd ses forces et se voit obligé de suspendre son travail.

Cette augmentation de volume du foie est produite, soit

par la dilatation des canalicules biliaires, soit par l'hyperplasie du tissu conjonctif qui, ne subissant que plus tard la transformation fibreuse, présidera à la rétraction de l'organe.

Il semble qu'en ce moment un lobe du foie soit le siége d'une production de tissu cellulaire, tandis que l'autre est déjà parvenu à la période de rétraction (obs. XIV). Quand s'est produite la transformation du tissu embryonnaire en tissu scléreux, l'examen dénote un foie diminué de volume.

L'*ascite* se produit lentement. Le malade s'aperçoit que son ventre enfle par la gêne que déterminent ses vêtements. Ce développement du ventre est déjà sensible lors de l'apparition de l'ictère (obs. XI), ou bien il survient longtemps après (obs. XII, XIV).

L'épanchement augmente lentement. Le liquide ne présente aucun caractère particulier; après la ponction il se reproduit rapidement. Dans trois observations (XI, XII, XIII), la mort a suivi de près la première ponction. La nutrition est altérée, l'économie ne peut résister aux pertes nombreuses de l'organisme.

L'*œdème des extrémités inférieures* accompagne bientôt l'ascite et peut gagner les parois abdominales (obs. XI). La circulation de la veine porte et de la veine cave inférieure étant entravée, il est suppléé à l'insuffisance des troncs veineux profonds par les *veines préabdominales* qui se dilatent.

Nous observons chez tous nos malades des *troubles-gastro-intestinaux*. Dans l'obs. XI, l'anorexie se montre deux ans avant la mort. Au moment de l'entrée de la malade à l'hôpital, la langue est sèche, la constipation résiste à l'administration de 8 gr. d'eau-de-vie allemande, l'intestin est distendu par des gaz, pas de nausées ni de vomissements.

Dans l'obs. XII, une diarrhée abondante ouvre la marche

desaccidents qui se déroulent dans l'espace de dix-huit mois quelques temps après, le malade qui déjà perd l'appétit est pris de vomissements. A son entrée dans le service, deux jours avant la mort, il accuse de l'anorexie et de la constipation.

Le malade de l'obs. XIII, n'a eu avant son entrée, ni vomissements, ni diarrhée, ni perte d'appétit. Il est pris de diarrhée pendant les quarante derniers jours de la vie. L'histoire de la malade de l'obs. XIV débute un an avant la mort par de la diarrhée et la perte d'appétit dont la durée est de trois semaines Après plusieurs mois d'une santé bonne, elle commence à maigrir et à éprouver de l'inappétence, un sentiment de pesanteur pendant la digestion, des vomissements et surtout une diarrhée abondante, persistante, caractérisée chaque jour par six garde-robes liquides. Ces troubles sont survenus deux mois avant la mort.

Les *hémorrhagies* ont eu lieu le plus fréquemment par la muqueuse nasale. La malade de l'obs. XI a en effet des épistaxis peu abondantes pendant les six mois qui précèdent son entrée : elle accuse aussi des hémorrhoïdes qui se sont produites depuis que les accidents sont plus accusés ; elles ne sont pas le siége d'hémorrhagies. Chez le malade de l'obs. XII, d'abondantes épistaxis se renouvelèrent assez souvent dès le début de la maladie. A son entrée, les garde-robes sont colorées par du sang. Dans l'obs. XIII, signalons quelques épistaxis peu abondantes dans les derniers jours de la vie.

Ces épistaxis ne doivent pas être seulement rattachées à la présence de l'ictère ; nous les avons également observées dans des cas de cirrhose atrophique simple ; elles ne peuvent pas résulter, comme celles qui ont lieu sur la surface gastro-intestinale, d'un obstacle à la circulation porte ; il ne nous reste donc qu'à les imputer à l'altération du sang vicié par la rétention des matériaux qui auraient dû être éliminés par la sécrétion biliaire.

La *tuméfaction de la rate* est très-prononcée dans les obs. XII, XIII, XIV; dans celle-ci, la matité se confond avec celle du foie. Des douleurs hépatiques et spléniques sont parfois liées à des péritonites déterminées par la modification de volume du foie (obs. XIII, XIV), ou de la rate (obs. XII).

L'*amaigrissement* et la *perte des forces* commencent avec les accidents ; d'abord lents, peu prononcés, ils s'accusent insensiblement et ce n'est qu'après plusieurs mois que le malade est obligé de suspendre son travail. Ils ne sont pas toujours en rapport avec les troubles gastriques ni avec les hémorrhagies, et surviennent dans tous les cas seulement après l'apparition de l'ictère. Ainsi, chez le malade de l'obs. XIII, la jaunisse va se prononçant de plus en plus depuis quatre mois, lorsque surviennent l'amaigrissement et la perte des forces; aucun trouble gastrique ne s'était encore manifesté. Il faut donc invoquer encore ici les altérations de la nutrition résultant de l'état du foie.

Les *urines* examinées seulement l'avant-veille de la mort, dans l'obs. XI, sont très-foncées, non albumineuses, sans pigment biliaire. Dans l'obs. XII, elles sont très-rares, rougeâtres, chargées de sels, et, traitées par l'acide azotique, elles donnent la réaction des urines ictériques. Dans l'obs. XIV, au début de la maladie, les urines offrent une coloration à peu près normale ; elles sont surmontées d'une mousse verdâtre ; traitées pas l'acide azotique, elles prennent une coloration vert-bouteille. Lorsque la malade est rentrée dans le service, elles ne présentent à la simple inspection rien de particulier. Elles sont peu abondantes, mais claires, transparentes. L'analyse chimique (1) y fait constater une diminu-

(1) Voir une leçon clinique de M. Hardy, reproduite dans la *Gazette des Hôpitaux*, 1878, nº 13.

tion assez notable des sels organiques et des matériaux solubles de l'urine et une diminution considérable de l'urée qui était descendue à 2 gr. 80 c. dans les vingt-quatres heures. D'autre part, on remarque une augmentation très-grande de l'acide urique, dont la proportion est presque triplée et qui, de 40 à 50 centigr., chiffre habituel, s'élève à 1 gr. 50 centigr.; une augmentation relative des matières extractives azotées de l'urine; enfin, une proportion également accrue d'urohématine, d'indican et des peptoses : toutes modifications indiquant un trouble profond de la nutrition. Cette dernière analyse établit la différence profonde qui existe entre les urines de notre malade et celles de la cirrhose normale. En effet, les matériaux solubles de l'urine, au lieu de s'élever comme c'était le cas chez notre malade, à 42 gr., ne dépassent pas, dans cette affection, 30 à 40 gr. dans les vingt-quatre heures; la quantité d'urée est également moindre et varie de 3 à 10 gr. De son côté, l'uroérythrine, qui était nulle chez cette femme, est notablement augmentée ; enfin la proportion d'acide urique et d'urohématine est ordinairement normale.

CHAPITRE VI.

DE LA SCLÉROSE HYPERTROPHIQUE AVEC ICTÈRE CHRONIQUE A FORME MIXTE OU AVEC ASCITE.

Ce chapitre sera consacré à l'étude des cas dans lesquels nous avons observé la coexistence des deux formes atrophique et hypertrophique de la sclérose. Mais le foie nous a présenté, contrairement à ce que nous avons vu dans le chapitre précédent, une augmentation constante de son volume déterminée par la prédominance de la lésion des voies biliaires.

Nous n'avons connaissance d'aucun travail publié sur cette question, mais nous avons assisté en 1876 à une conférence de M. Bucquoy, et, dans ces deux dernières années, à quelques savantes et éloquentes leçons de M. le professeur Hardy (1).

Observation XV (Personnelle).

Lep... (Achille), âgé de 40 ans, garçon jardinier, est couché au n° 13 de la salle Saint-Charles à l'hôpital de la Charité.

Antécédents héréditaires. Mère morte à Rouen d'une affection du foie et père mort à 74 ans d'une affection thoracique. 17 frères ou sœurs morts à tout âge et d'affections diverses.

Antécédents personnels. Santé habituellement bonne avant la campagne du Mexique. Pas d'accidents vénériens. Fait toute la campagne d'Italie sans blessure, ni maladie ; à cette époque commencèrent des excès alcooliques. L... buvait « tout ce qu'il trouvait, tout ce qu'il pouvait, » « grand buveur, gros mangeur. » Envoyé au Mexique en 1860, il contracta, deux mois après son arrivée, les fièvres d'accès qui survenaient tous les deux jours, avant le lever du soleil ; grands frissons, claquements de dents, chaleur et sueur. Guérison le douzième jour. Apparition de l'ictère qui persista jusqu'à la mort. Pas de démangeaisons à aucune époque. A 7 ou 8 reprises, mêmes accidents paludéens traités par le sulfate de quinine. En 1864, rentra en France, quitta le service, redevint jardinier ; depuis, tous les ans, à plusieurs reprises, fièvres d'accès moins longues et moins intenses mais rappelant celles du Mexique. A chacun de ces nouveaux accès la jaunisse augmentait un peu. Depuis cette époque (1864), les matières fécales furent toujours sèches, blanches et brillantes ; toujours l'urine fut foncée. Jamais

(1) Voir *Gazette des Hôpitaux*, 1879, n° 11 et 12. Voir aussi *Ibidem*, 1878, n° 149

d'hémorrhagies. En 1875, entré dans le service de M. Trélat pour une plaie de genou qui devint la cause occasionnelle d'accès intermittents. Quoique un peu amaigri, L... était bien portant, solide et fournissait sans fatigue le même travail que ses camarades; appétit régulier, présentant cette seule particularité que la viande était prise sans goût.

Maladie actuelle. Le 25 mai, toute la journée et la nuit se passèrent sans incidents, sans malaise; le lendemain matin, L... ressentit dans le côté gauche, à la base de la poitrine, une douleur augmentée, soit par les respirations profondes, soit par les mouvements des bras. Repos au lit; fièvre intense. Ni nausées, ni vomissements. Toux un peu humide, crachats blancs, mousseux, très-liquides; les jours suivants même fièvre, même douleurs dans le côté, augmentées par la respiration. Entré dans le service le 30 mai.

Le 31 mai, décubitus dorsal, facies fébrile, joues fortement injectées, tranchant par leur coloration rouge violet sur le fond du visage d'une jaune un peu vert (citron pas mûr), maigreur générale, habituelle. Sclérotiques jaunes-verdâtres. Peau brûlante, sèche, fine, d'un jaune verdâtre. L'abdomen était bombé, saillant dans les parties correspondant aux régions des hypochondres et de l'épigastre, des flancs et de l'ombilic, principalement au niveau de la zone supérieure de l'abdomen. Développement et conformation habituels de la région hypogastrique et des fosses iliaques.

La peau de l'abdomen était marbrée par des sinuosités veineuses qui décrivaient des rectangles assez réguliers à direction générale parallèle à l'axe du corps; ces veines étaient plus accusées à droite qu'à gauche; leur direction générale était ascendante. Les veinosités abdominales datent de la campagne d'Italie; à cette époque, la base du thorax n'était pas régulièrement développée comme aujourd'hui; la seule partie qui fût alors saillante était la région épigastrique. (Développement considérable de l'estomac?)

L... a toujours eu le ventre un peu bombé, saillant, « sonnant comme un tambour, » mais jamais assez proéminent pour tomber sur les cuisses. Varices moyennement accusées sur les deux membres inférieurs, un peu plus marquées à droite qu'à gauche; varices presque limitées aux jambes; à peine de développement des saphènes internes. Ces varices existaient depuis l'adolescence.

L... n'en avait jamais été incommodé, n'avait jamais eu les jambes enflées, même à la fin des journées les plus fatigantes.

La saillie abdominale supérieure paraissait due au volume du foie, de l'estomac et de la rate. L'estomac était énormément dilaté; la percussion donnait une sonorité tympanique très-étendue, limitée en haut par le sixième espace intercostal, en bas par une ligne convexe en bas et coupant la ligne blanche environ à l'union du tiers supérieur avec les deux tiers inférieurs.

Cette dilatation de l'estomac et celle du côlon transverse empêchaient de délimiter exactement le foie qui paraissait avoir un volume presque normal. Rate notablement augmentée de volume, suivant ses deux diamètres; à son niveau, la palpation et la percussion étaient douloureuses. Au-dessous du bord inférieur de la rate, dans une région intermédiaire au flanc et à la fosse iliaque gauche, douleur très-vive à la palpation, douleur exagérée par les inspirations profondes et par les mouvements du malade et s'irradiant vers l'épaule et la fosse iliaque du côté gauche. Pas trace d'ascite.

Percussion douloureuse dans la région cardiaque; pointe du cœur battait au niveau de la 5e côte, en dedans du mamelon. Rien à l'auscultation, signes de pleurésie avec peu ou point d'épanchement dans le tiers inférieur de la plèvre gauche, convexité très-grande; la parole et la respiration retentissaient douloureusement dans le flanc et la fosse iliaque gauche.

Urines d'un jaune un peu brun, les caractères ictériques rendus manifestes par la coloration verdâtre de la mousse qui les surmontait et par les réactifs. Elles renfermaient aussi de la graisse et de l'hémaphéine; pas d'albumine. T. 39,4.

Le 1er juin. Douleur presque disparue après l'application de ventouses. Météorisme considérable; soif vive, anorexie complète. Pas de selles depuis 48 heures; urines de 24 heures: quantité 750 gr., densité 1020, réaction acide; urée 23 gr. 058 (et pourtant le malade n'a rien pris dans la journée d'hier); matière colorante abondante, pas d'albumine.

Le 2. Nuit calme. Urines: quantité 750, densité 1020, réaction acide faible; urée 16 gr. 218, couleur jaune rouge avec mousse verdâtre.

Le 3. Disposition de douleurs abdominales. Une selle abondante analogue à de la terre glaise.

Le 4. État général meilleur, diminution du météorisme permettant de percuter le foie dont le volume dépassait légèrement les dimensions normales. Difficultés pour uriner (par paralysie vésicale), un sondage.

Le 11. Amélioration sensible, douleurs du côté gauche moindre, météorisme peu prononcé, une selle molle gris verdâtre.

Le 13. Douleur dans le côté droit et le flanc droit; quelques crachats hémoptoïques. Douleur à la pression et à la percussion à la base du côté droit du thorax en arrière et au niveau de la région hépatique latérale. A la base du poumon droit, râles muqueux assez gros; autour de ces râles, diminution du murmure respiratoire. Pas de souffle.

Le 17. Etat général médiocre, amaigrissement sensible, anorexie presque absolue, mêmes signes à l'auscultation.

Le 20. Douleur spontanée dans l'hypochondre droit, ictère plus prononcé, vert; météorisme; *ascite* manifeste, léger œdème des membres inférieurs.

Le 21. Ascite occupant l'hypogastre et la fosse iliaque, œdème des membres inférieurs remontant jusqu'aux cuisses.

Le 24. Inappétence un peu moindre, amaigrissement et sécheresse considérable de toutes les parties sus diaphragmatiques, facies creux, météorisme diminué.

Le 25. Ascite augmentée, œdème remontant jusqu'au niveau des crêtes iliaques, œdème des bourses et du fourreau de la verge. Etat du poumon droit et de la plèvre gauche toujours le même.

Le 28. Affaiblissement et amaigrissement notables, facies décharné, osseux, teinte ictérique tournant au vert; œdème mou, non douloureux, remontant jusqu'au niveau du diaphragme; ventre un peu moins météorisé tendant à prendre la forme du ventre des batraciens, la distension se faisant surtout par les parties inférieures et latérales; augmentation de l'ascite, nausées et vomissements alimentaires, une selle demi molle terre glaise.

Appareil circulatoire indemne, pas de ralentissement du pouls.

Appareil respiratoire : dans les deux tiers inférieurs de la plèvre gauche, matité, disposition de l'élasticité et des vibrations thoraciques; en arrière et sur le côté gauche, râles extra-pulmonaires assez humides et assez forts variant suivant les points auscultés. Pas d'égophonie. La matité inférieure se confond latéralement avec celle de la rate. A droite, sur le côté et en arrière, submatité à la partie inférieure du thorax, respiration un peu soufflante entremêlée de râles humides moins nombreux et moins gros que les jours passés ; du reste l'étouffement, la douleur thoracique, la toux et l'expectoration étaient diminués.

Les jours suivants, l'amaigrissement et l'affaiblissement firent des progrès rapides ; le 10 juillet, le malade était plongé dans une grande prostration, le surlendemain il était dans le coma, mort le 13.

Nous n'avons pas noté si on fut obligé de pratiquer la paracentèse dans les derniers jours. Comme nous venions de quitter Paris, nous n'avons pu assister à l'autopsie.

Examen des urines fait par M. le Dr Landouzy, chef de clinique :

Dates.	Quantité.	Densité.	Urée.	Réaction.
1 juin	750 gr.	1020	23 gr.058	Acide.
2 —	750	1020	16 518	Faiblement acide.
3 —	300	1018	8 4546	Faiblement acide.
4 —	750	1012	13 3105	Neutre.
5 —	500	1011	7 045	Faiblement acide.
6 —	1200	1015	23 058	Faiblement acide.
7 —	500	1016	8 967	Faiblement acide.
8 —	800	1016	16 396	Neutre.
9 —	800	1011	16 396	Neutre.
10 —	1000	1012	19 215	Acide.
11 —	1000	1014	16 653	Acide.
12 —	1000	1010	19 215	Acide.
13 —	750	1020	13 3105	Neutre.
17 —	750	1015	13 4125	Neutre.
18 —	750	1018	11 5290	»
19 —	800	1018	12 40	»
20 —	750	1012	13 110	Neutre.
21 —	800	1018	13 322	Alcaline.
22 —	700	1016	12 413	Alcaline.
23 —	750	1016	12 111	Alcaline.
24 —	1000	1015	14 091	Alcaline.
25 —	1000	1012	12 810	Acide.
26 —	1000	1012	15 372	Acide.
27 —	1000	1011	15 372	Faiblement acide.
28 —	850	1012	12 152	Alcaline.

Observation XVI.

(Due à l'obligeance de M. le Dr Homolle.)

X..., âgé de 34 ans, menuisier, entra à l'hopital Lariboisière, dans le service de M. Guyot, le 14 du mois de de l'année 1872.

Il était maigre, ses yeux excavés, la face et ses conjonctives présentaient une teinte ictérique, son ventre tuméfié était le siége d'une ascite considérable, les parois abdominales étaient sillonnées par un réseau veineux dilaté. Il n'existait aucune douleur dans la région du foie, cet organe qui ne remontait pas au-dessus de la limite normale ne pouvait être délimité au niveau de son bord antérieur. La rate était augmentée de volume. Le malade n'accusait aucune maladie antérieure. Pas d'ictère antérieur, pas de rhumatisme, pas de syphilis. Un abcès siégeant sur un membre avait seul nécessité un court séjour à l'hôpital. Il se trouvait dans de bonnes conditions hygiéniques, se nourrissait bien, buvait en moyenne deux litres de vin par jour et tombait assez souvent en état d'ivresse, jamais de délire. L'ictère actuel peu prononcé datait de deux ou trois mois; l'appétit était conservé, quelques vomissements le matin, pas de diarrhée. L'amaigrissement datait de deux mois, dès ce moment les forces avaient diminué à un tel point que le malade ne pouvait plus travailler depuis quinze jours. Depuis six semaines il survenait de la fièvre le soir, il y avait de l'œdème des membres inférieurs et une ascite considérable déterminait de l'oppression, toux légère, quelques épistaxis.

Le 15. L'ictère était plus intense, pas de céphalalgie, pas d'hémorrhagie, le pouls marquait 76 pulsations. L'artère radiale était noueuse, dure. A l'auscultation du cœur on entendait, au niveau de la base, un souffle rude correspondant au premier temps.

Le 16, le 19 et le 20, épistaxis abondantes.

Le 5 du mois suivant, le malade était levé et accusait un vif appétit.

Le 6. Fièvre, nuit agitée.

Le 7 au matin. 100 pulsations; on ponctionna l'abdomen et on retira 5 litres environ d'un liquide coloré par le pigment biliaire. Le malade éprouva un grand soulagement. Le soir, le pouls battait 108 fois par minute, la peau était chaude, X... n'éprouvait aucun malaise et accusait de l'appétit.

Le 8 au soir. T. 39,4, pas de douleur. Il s'écoulait par la plaie faite avec le trocart un liquide assez abondant, jaune, à reflet verdâtre, dans lequel les réactifs permettaient de constater la présence de biliverdine.

Le foie était volumineux, son bord antérieur dépassait de trois travers de doigt le bord inférieur des fausses côtes, il était dur et présentait quelques bosselures peu saillantes.

Le 9 au soir. Le pouls était plein, vibrant; 112 pulsations, appétit prononcé, pas de nausées, pas de dégoût pour aucun aliment, pas de mauvais goût dans la bouche.

Le 12. La peau était peu chaude, pas de céphalalgie, pas d'épistaxis. L'écoulement fut arrêté par une rondelle d'amadou.

Le 13. Colique toute la nuit. 108 pulsations, T. 39, quelques frissons, appétit conservé. L'urine était rouge acajou, sans reflet verdâtre; traitée par l'acide nitrique, elle donna une coloration brun pourpre sans trace de réaction biliverdique, elle devint limpide à la chaleur par dissolution des flocons précipités par l'acide nitrique

Le 14. Peau chaude, 116 pulsations, amaigrissement notable, appétit conservé, deux selles diarrhéiques. Ecoulement continu d'une petite quantité de liquide.

Le 15 au soir. 104 pulsations, 5 selles diarrhéiques noires.

Le 16. 116 pulsations, peau chaude, diarrhée très-diminuée, appétit toujours conservé.

Le 23. Ecoulement suspendu. Soir, 100 pulsations.

Le 25. 108 pulsations, réapparition de la diarrhée.

Le 27. Météorisme stomacal; on prescrit du lait, de la camomille et de l'eau chaude.

Le 28. Fièvre, liquide ascitique très-abondant, météorisme stomacal et dyspnée, pas d'appétit.

Le 30. Deuxième ponction abdominale, issue de 5 litres d'un liquide citrin, limpide. La palpation pratiquée immédiatement après la paracentèse abdominale fit reconnaître une augmentation de volume du foie. Le bord antérieur dépassait à peine les fausses côtes à la vérité, mais il était extrêmement épais. La dureté de l'organe semblait considérable. A l'épigastre on sentait deux masses séparées par une dépression profonde dure, de forme ovoïde, se continuant avec la masse générale du foie, mais ne constituant pas des noyaux sphériques, isolés, semblables à ceux du cancer (diagnostic de quelques médecins)

Le 31 au soir. T. 37,6.

Le 1 au soir. 128 pulsations, hoquet, ondulation de la région précordiale, bruit de souffle à la base et au premier temps, pas de dédoublement du second bruit.

Le 5. Fièvre, liquide ascitique complétement reproduit.

Le 6. Erysipéle phlegmoneux de la face débutant par le nez, fièvre, diarrhée.

Le 8. Phlegmon de la paupière supérieure droite.

Le 9. 136 pulsations, œdème de toute la face, état d'abattement profond, délire.

Le 10. Etat comateux. Mort pendant la visite.

A l'ouverture de l'abdomen, il s'écoula une quantité considérable (10 litres environ) de sérosité teinte par la matière colorante de la bile (couleur de bière). Pas de péritonite. Le cœur était mou, un peu graisseux.

Les poumons présentaient, au niveau des deux bases, de la splénisation, de l'atélectasie. Le foie était très-gros, extrêmement dense, dur, d'une coloration grisâtre à l'intérieur. Sa surface était granuleuse à granulations grosses comme de très-petits pois. Au niveau de la moitié du cœur épigastrique, le ligament suspenseur séparait les deux lobes par une dépression profonde; à droite et à gauche le bord antérieur du foie formait une saillie ovoïde continue avec la masse de l'organe, et rendant parfaitement compte de la sensation éprouvée pendant la vie. Dans le reste de son étendue, ce bord était excessivement épais, égal, sans bosselures considérables. A la coupe, le tissu était très-dense, d'une couleur jaune pâle citrin, tâchée de points verdâtres, à reflets un peu luisants. Dans le lobe gauche, la lésion était moins avancée, le tissu était roux, entrecoupé d'un réseau de lignes jaune pâle plus luisantes. Le foie n'était pas amyloïde. La rate était énorme, non cirrhosée. Les reins présentaient une substance corticale pâle: les pyramides étaient injectées.

Observation XVII.

(Communiquée par M. le Dr Homolle).

Le nommé Ors... Jean, tapissier, âgé de 51 ans, entra à la clinique de l'hôpital Necker, le 10 février 1878, salle Saint-Luc, n° 22. Il avait joui habituellement d'une bonne santé ; n'accusait qu'une blennorrhagie suivie de phimosis qu'il contracta il y a 25 ans. Pas de syphilis probable. Il buvait modérément, dit-il, de l'eau de vie et du vin. Il avait beaucoup fatigué dans ces derniers temps. Vers la fin de décembre, veillant pour son travail, il se sentit gêné à l'épigastre. Il présentait une teinte subictérique datant de 6 semaines ; et depuis une vingtaine de jours au moins son ventre se tuméfie lentement, progressivement. Oppression dans le décubitus horizontal. Pas de fièvre. Appétit légèrement diminué depuis un mois. Bien qu'il eût maigri, O... restait encore *obèse*. Sur une teinte subictérique générale on apercevait une éruption acnéique violacée du nez, du front, etc. Ventre gros, tendu, ovoïde ; dilatation des veines sous-cutanées abdominales peu considérable, mais manifeste. Pas ou très peu d'ascite. (La tension des parois abdominales et la distension des intestins en rendent l'examen difficile et le résultat douteux.) Foie probablement gros ; impossible d'apprécier ses limites inférieures par la palpation ou la percussion. La rate donnait une matité de 12 centimètres de longueur. Le pouls marquait 80 pulsations par minute. Le cœur avait une faible impulsion ; on ne pouvait exactement trouver le choc précordial. A la percussion, il détermine une matité de cinq centimètres en carré. Les bruits étaient un peu sourds à la pointe et le long du bord droit du sternum. Pas de bruit de souffle. Un claquement accentué à gauche du sternum ; tendance un peu prononcée au bruit de galop. Poumons : sonorité normale sous les clavicules. Respiration normale. Au niveau du quart inférieur du poumon droit, on constatait une absence de vibrations, de la matité, une absence de murmure vésiculaire et une faible égophonie. Les mêmes signes existaient au niveau de la partie correspondante du poumon gauche. Urines rares, d'une coloration rouge brun acajou, laissant déposer un sédiment rouge abondant.

Le 12. 72 pulsations. Même pouls régulier, mou. Mêmes dimensions du cœur. Le foie debordait les côtes mais ne pouvait être délimité exactement. Un bord supérieur était au-dessus du mamelon ; ascite ? Soir : T. 37°, pouls 64.

Le 13. Tension du ventre un peu augmentée. Forme moins globuleuse, plus aplatie. Ballonnement considérable. Peu d'ascite. Pas de constipation. Evacuations gazeuses abondantes. Au cœur, pas de souffle ; accentuation avec dédoublement non constant du 2e bruit (à la fin de l'expiration et au commencement de l'inspiration). Pouls mou, très-dépressible, régulier, 72 puls. Thorax : matité aux deux bases ; à droite on entend des râles sous-crépitants fins, très-superficiels. Pas d'égophonie. Urines très-rares, extrêmement chargées d'urates, très-sédimenteuses, tachant le linge en rouge, ne renfermant pas d'albumine.

Le 14. 72 pulsations. Pas de pouls veineux ; l'affaissement de la jugulaire coïncidait avec le pouls radial. Tendance au galop épigastrique.

Le 23. L'ascite étant devenue très-considérable, on pratiqua la ponction abdominale ; il sortit 5 litres de liquide ; l'écoulement s'arrêta pour reprendre après l'ablation de la canule. Après la ponction, on sentait le foie dur déborder les côtes. Au cou, vestige du galop sous-sternal. Aucun accident.

Le 25. Nuit bonne, sommeil calme. Mieux notable. Diarrhée Foie gros et dur.

Le 1er mars. Continuation du mieux ; tension du ventre.

Le 12. Reproduction rapide de l'ascite.

Le 16. Une deuxième ponction donna issue à 8,100 gr. d'un liquide clair, citrin. Après la ponction, les battements de la pointe du cou étaient peu perceptibles au niveau du 5e espace intercostal. Cet organe mesurait 12 centimètres et demi au niveau du bord gauche du sternum.

Le 17. A la suite de la ponction, le malade se trouva soulagé. Quelques heures après cette opération, ayant mangé une tasse de chocolat, il fut pris de coliques et de diarrhée, avec grand malaise. Cet état ne fut pas de longue durée ; la nuit fut bonne ; le matin, arrêt de la diarrhée.

Soir : Très-souffrant ; très-affaissé ; coliques, diarrhée ; ventre sensible.

Le 18. Très fatigué ; face grippée abdominale ; délire nocturne ; ventre très-sensible ; diarrhée involontaire.

Le 19. Abattement excessif ; cyanose ; subdélirium ; pouls insensible ; bruits du cœur faibles, masqués en grande partie par la respiration. Au tiers inférieur de la poitrine, matité et gros râles crépitants. Application de 20 ventouses sèches sur le thorax. Mort à dix heures du soir.

Autopsie. Cœur, poids 420 gr., mensuration du diamètre de la base 13 centim., longueur du bord droit 16 centim. Plaques laiteuses à la face antérieure du ventricule droit. En ouvrant le cœur gauche, on voyait le bord libre de la valvule mitrale manifestement épaissi. L'orifice mesurait 10 centim. Le ventricule gauche ne présentait point de dilatation appréciable. L'orifice tricuspide mesurait 12 centim. Poumons : adhérences anciennes. Congestion très-intense à la base des deux poumons, surtout au poumon droit. Reins : le droit pèsait 124 gr., le gauche 120 gr. Pas d'adhérences de la capsule. Coloration un peu pâle. Péritoine : trace de péritonite périhépatique ancienne. Dans quelques points du péritoine, il existait de fausses membranes récentes et une vascularisation prononcée. Liquide séro-purulent dans le cul-de-sac recto-vésical. Foie : poids 2000 gr. Vésicule biliaire distendue par une bile verdâtre, visqueuse. Point de calculs. Canaux biliaires dilatés. La surface était couverte de fines granulations surtout le lobe droit. Pas d'adhérences avec les organes voisins. A la coupe, le foie paraît transformé en une substance fibreuse au milieu de laquelle on voit de petits îlots, les uns jaunes, les autres verdâtres. Les veines sont largement béantes. On ne remarque point de canaux biliaires particulièrement dilatés dans l'épaisseur de l'organe,

L'*examen histologique* du foie a été fait par le D[r] Du Castel, chef du laboratoire de la clinique de Necker.

Sur la coupe, à un *faible grossissement*, on constate que la dégénérescence graisseuse est très-avancée. Les lobules sont très-éloignés les uns des autres ; sur certains points, ils ont conservé une forme arrondie et leurs bords sont nettement limités ; dans d'autres, au contraire, leur forme est tout à fait irrégulière, leurs bords crénelés mal limités et leur intérieur envahi par le tissu de nouvelle formation. Tous les lobules présentent une pigmentation prononcée dont le maximum est toujours à la périphérie.

En examinant le tissu de nouvelle formation, à un *fort grossissement*, on constate qu'il est formé dans sa plus grande partie par du tissu fibreux déjà bien organisé, au milieu duquel on trouve des îlots de tissu embryonnaire irrégulièrement disséminés. Ce tissu est occupé par un réseau serré de canalicules biliaires présentant en général une couche unique, régulière, d'épithélium cubique. Dans quelques points, le réseau vasculaire paraît prendre plus d'importance que le réseau biliaire, et on voit alors, au milieu du tissu conjonctif, des capillaires volumineux dont la paroi ne présente pas d'altération notable et dont la cavité est remplie de globules sanguins. Les amas de cellules embryonnaires sont généralement situés au voisinage des canaux biliaires ; mais, dans quelque points, on en observe au pourtour des vaisseaux sanguins, sans que la coupe montre à ce niveau des canalicules biliaires.

Lobules. Quelques lobules sont nettement circonscrits par une zone fibreuse déjà organisée; les cellules de leur surface sont aplaties; il n'existe point de prolongement manifeste du tissu conjonctif dans l'intervalle des cellules. La masse des cellules dans l'intérieur des lobules ne présente point d'écartement très-prononcé.

Dans d'autres points du foie, on rencontre des cellules hépatiques fortement pigmentées, entièrement séparées les unes des autres et perdues au milieu de la gangue conjonctive.

Entre ces deux extrêmes, des lobules complétement dissociés et des lobules nettement circonscrits, on rencontre toutes les variétés comme délimitation et envahissement par le tissu conjonctif. La cirrhose, en tout cas, reste monolobulaire.

Observation XVIII.

(Extraite d'une leçon clinique de M. Hardy (1).

X. ., âgé de 53 ans, entra à la clinique de la Charité, le 8 janvier 1878. C'était un homme surmené, ayant eu, paraît-il, de grands chagrins, peut-être adonné à l'alcoolisme (ce fait n'a pu être bien déterminé).

Il avait toujours joui d'une santé satisfaisante, quand, deux mois avant son entrée dans le service, il commença à éprouver du côté des fonctions digestives des troubles consistant dans une dou-

(1) Loco citato.

leur assez vive à l'épigastre, dans des vomissements répétés et de la diarrhée.

Après avoir ainsi présenté uniquement, pendant quelques semaines, ces phénomènes gastro-intestinaux, il s'aperçut que son ventre devenait plus volumineux et qu'en même temps une coloration jaune, très accusée, se manifestait du côté de la peau. D'autre part, ses forces s'affaiblissaient rapidement ; bientôt même il devint tellement faible qu'il fut obligé de suspendre son travail et d'entrer à l'hôpital.

A ce moment, nous constatâmes chez lui d'abord l'existence d'un ictère très-prononcé. Non-seulement cet homme présentait une teinte jaune foncé de tous les téguments et des conjonctives, mais il offrait en outre une altération spéciale des urines qui étaient tantôt foncées, tantôt noires, suivant les moments de la journée, mais toujours recouvertes d'une mousse verdâtre. Les réactifs chimiques faisaient reconnaître dans ce liquide l'existence de la matière colorante de la bile. C'est ainsi que l'addition de quelques gouttes d'acide nitrique donnait aux urines une coloration vert bouteille bien prononcée, et que l'éther et le chloroforme leur communiquait une teinte jaune verdâtre également très-caractérisée.

D'autre part, les garde-robes, d'un gris blanchâtre, attestaient que la bile n'était plus déversée dans l'intestin.

A côté de l'ictère, nous trouvions comme phénomène également bien appréciable, une augmentation de volume du ventre très-accusée. En effet, la circonférence de l'abdomen, mesurée à l'ombilic, était de 87 à 90 centimètres, et, pendant toute la durée de la maladie, à part quelques oscillations sans importance, elle resta à peu près toujours la même, sans augmentation ni diminution notable.

Des anses intestinales distendues se dessinaient sous la paroi abdominale à la partie supérieure du ventre, où il existait de la tympanite. A la partie inférieure, au contraire, nous obtenions une sensation de fluctuation parfaitement nette accompagnée d'une matité dont le siége variait suivant les positions que l'on faisait prendre au malade.

Les veines sous-cutanées abdominales étaient distendues outre mesure et cette dilatation s'étendait jusqu'au thorax.

Il existait, en outre, un gonflement notable des veines hémorrhoïdales qui formaient à l'anus un bourrelet variqueux extrêmement tranché.

Nous constatiens à la percussion que le foie était un peu plus volumineux qu'à l'état normal, car il dépassait les fausses côtes et remontait assez loin dans la cavité thoracique. En percutant la rate nous obtenions une matité de 6 à 7 centimètres dans le sens vertical et à peu près autant dans le sens horizontal.

Les accidents gastro-intestinaux que cet homme éprouvait depuis le commencement de sa maladie persistaient ; il avait toujours ces vomissements, cette diarrhée opiniâtre qui étaient survenus dès les premiers jours et qui persistèrent jusqu'à la fin.

Ce malade avait encore de la toux s'accompagnant d'une expectoration muco-purulente et l'on entendait dans toute l'étendue du poumon droit des râles sibilants mélangés de quelques râles sous-crépitants. Ce nouveau phénomène était survenu quelques jours seulement avant l'entrée du malade à l'hôpital.

Le pouls battait 80 fois par minute. Rien du côté des centres nerveux. Pas d'œdème aux membres inférieurs.

Le malade fut soumis d'abord aux alcalins (carbonate de chaux), puis à l'iodure de potassium, et enfin au régime lacté et en même à l'usage des opiacés.

La maladie continua à faire des progrès rapides. Il survint des douleurs vives dans le ventre. Un œdème d'abord peu accentué se montra aux malléoles, s'étendit bientôt aux jambes, puis aux cuisses. Les forces de cet homme diminuèrent de plus en plus ; il tomba dans une cachexie profonde ; il ne dormait plus, ses nuits étaient agitées ; en un mot, il arriva au dernier degré d'affaiblissement.

Enfin, il s'éteignit progressivement le 2 février, sans secousse, sans avoir présenté dans ses derniers moments de phénomènes autres que ceux que nous venons d'indiquer.

Autopsie. Le poumon était le siége d'une congestion assez prononcée dans le voisinage des grosses bronches, qui étaient rouges, hyperémiées, et présentaient tous les caractères de la bronchite. A l'ouverture de la cavité abdominale, il s'écoula une quantité assez considérable d'un liquide citrin qu'on peut évaluer à environ 5 litres. Il y avait des traces de péritonite consistant dans des fausses membranes qui faisaient adhérer entre elles les anses intestinales.

Le foie avait conservé à pen près son volume normal ; il pesait 1650 grammes ; poids à peine supérieur à celui de l'état normal. Sa surface présentait en certains endroits une coloration jaune verdâtre, dite coloration jaune-épinard, rouge dans d'autres. Elle était le siège de nombreuses inégalités. La consistance de cet organe était aussi notablement augmentée.

A la coupe, on remarquait une distension considérable de tous les canaux qui faisaient partie de l'appareil biliaire, la vésicule, le canal cholédoque, le canal cystique, enfin les canalicules biliaires eux-mêmes, ainsi qu'on pouvait s'en assurer au microscope. Il y avait aussi une prolifération abondante de tissu conjonctif.

Le pancréas était dur, augmenté de volume ; il comprimait l'orifice du canal cholédoque à son embouchure dans le duodénum et s'opposait au passage de la bile dans l'intestin.

DISCUSSION.

ETIOLOGIE. — Si nous interrogeons les antécédents de nos malades, nous ne trouvons rien de particulier qui puisse expliquer la coïncidence de ces deux affections, si ce n'est peut-être chez le malade de l'observation XV.

Celui-ci était en effet un « grand buveur. » En Italie, il buvait tout ce qu'il trouvait, tout ce qu'il pouvait. Aujourd'hui « je n'aime pas les femmes, dit-il ; mon fort, c'est le vin ; je suis célibataire, tout ce que je gagne, je le bois. »

D'après lui, la dilatation des veines préabdominales remonterait à la campagne d'Italie, c'est-à-dire qu'elle aurait commencé dix-huit ans avant sa mort. L'année qui suivit ces accidents, il fut envoyé au Mexique ; là il contracta des fièvres d'accès qui se renouvelèrent fréquemment depuis ; de cette époque (dix-sept ans avant la mort) datait l'ictère qui persista jusqu'à la fin, avec des alternatives d'augment et de diminution. Le séjour du malade au Mexique fut de quatre années. Le malade qui fait le sujet de l'observation XVI, buvait deux litres de vin par jour et tombait assez souvent en état d'ivresse. Dans l'observation XVII et XVIII, nous ne trouvons rien de particulier. Nous ne répèterons pas ce que nous avons dit concernant l'action de l'alcool sur le foie.

Dans le séjour du malade dans un pays chaud, nous trouvons une cause d'une certaine importance. Il y a, en effet, chez l'habitant des pays chauds, une augmentation de la sécrétion biliaire ; en outre, par suite de causes nombreuses d'affaiblissement dues à la chaleur du climat, celui-ci éprouve le désir d'une alimentation substantielle et excitante ; aussi fait-il un usage immodéré des condiments âcres, tels que le poivre, le bétel, le piment, etc.

L'abus de ces condiments et des épices provoque dans le tube digestif une inflammation qui peut gagner les voies biliaires.

Il est enfin une autre cause déjà signalée par les auteurs. Notre malade était depuis son arrivée au Mexique (1860) sous l'influence de la fièvre intermittente, qui avait passé à l'état chronique et engendré la cachexie.

Une étude raisonnée de plusieurs observations a permis à M. Cornil d'expliquer l'influence de la fièvre intermittente chronique, avec cachexie sur le foie. Voici son interprétation :

Lorsque la rate, tuméfiée et indurée, est atteinte de splénite interstitielle, lorsque les globules blancs contenus dans les lacunes du tissu splénique se chargent de granulations pigmentaires noires, le sang de la veine porte contient une grande quantité de ces mêmes cellules lymphatiques pigmentées.

La paroi des petites veines portales interlobulaires ne tarde pas à présenter aussi des pigments noirs dans les éléments cellulaires, et l'irritation des parois vasculaires, par le pigment noir charrié avec le sang, se propage par continuité de tissu au tissu conjonctif voisin.

En outre, bien des cellules lymphatiques pigmentées sortent des vaisseaux, et s'infiltrent en l'irritant dans le tissu conjonctif qui entoure les vaisseaux interlobulaires, aussi bien que le long des capillaires de l'îlot. Sous l'action continue de ces agents irritants, l'organe subit à la longue, lorsque les fièvres se renouvellent, une véritable inflammation chronique.

Les fièvres intermittentes exercent sur les voies biliaires une influence telle que M. Lancereaux a proposé de substituer ce terme *cirrhose paludéenne* à la dénomination de cirrhose hypertrophique.

Cette cause, de même que l'alcool et la dysentérie, déterminent une altération du sang, retentit inévitablement sur la cirrhose hépatique à cause de la situation du foie sur le trajet du sang qui charrie les matériaux de la digestion. De là une hyperémie active de cet organe. Cet état congestif, primitivement simple, étant longtemps soumis à l'influence de la cause qui l'a produit, peut se compliquer, sans cause nouvelle appréciable d'hépatite chronique hypertrophique.

Ces diverses explications se réduisent à constater dans le sang portal des substances étrangères qui n'y existent pas à l'état normal, ou des éléments physiologiques qui s'y trouvent en quantité anormale ; et le contact de ces particules étrangères avec les parois des vaisseaux détermine une irritation qui se transmet au tissu conjonctif voisin.

Mais ici se présente une objection sérieuse. Toutes ces diverses lésions n'agissent que sur la veine porte, tandis que la cirrhose hypertrophique, avec ictère chronique, a pour origine une lésion des voies biliaires.

Ne pourrait-on pas dire que dans ces cas, l'inflammation du tissu conjonctif se propage jusqu'aux canalicules biliaires, y détermine un catarrhe, et que cette lésion marche avec plus de rapidité que celle de la veine porte, par suite de cette loi de pathologie générale que nous appellerons la loi du *locus minoris resistentiæ ?* Il est de fait que, sur certaines préparations, on peut suivre le progrès de l'inflammation et sa marche d'un système de canaux à l'autre à travers le tissu cellulaire.

Dans l'observation XVIII, la compression de l'orifice du canal cholédoque, au niveau de son embouchure dans le duodenum par le pancréas qui était dur et augmenté de volume, nous explique les lésions des canaux biliaires, mais non celle de la veine porte : celle-ci, en effet, est plus longue à évoluer, et c'est elle qui probablement se révélait par les premiers symptômes éprouvés par le malade, à savoir les vomissements et la diarrhée. Ce n'est que quelques semaines après avoir présenté ces phénomènes gastro-intestinaux que l'ictère apparut.

ANATOMIE PATHOLOGIQUE. — Après avoir analysé les antécédents de nos malades, étudions la lésion en elle-même afin de disposer notre esprit à saisir l'enchaînement des symptômes que nous aurons à observer.

Le foie est augmenté de volume; il est gros : il pèse 2,000 gr. (obs. XVII) ; quelquefois pourtant il y a en quelque sorte une compensation entre les deux lésions; dans ce cas cet organe conserve à peu près son volume normal; son poids peut n'être que de 1,650 gr. (obs. XVIII). Sa coloration est tantôt uniforme, grisâtre (obs. XVI), tantôt variée de telle sorte que certains points sont d'une coloration épinard, tandis que d'autres sont rouges (obs. XVIII). La capsule peut porter des traces d'une périhépatite ancienne. Sa surface est semée de fines granulations dont le volume varie d'un grain de chènevis à un pois, ces granulations peuvent être plus abondantes ou plus marquées sur un lobe déterminé, sur le lobe droit par exemple (obs. XVII). Le bord antérieur est excessivement épais, égal, sans bosselures considérables (obs. XVI). L'existence d'une périhépatite ancienne n'entraîne pas nécessairement des adhérences du foie avec le diaphragme (obs. XVII).

A la coupe, on constate que la consistance du tissu hépatique est très-augmentée ; celui-ci est en effet dur, dense, fibreux ; les surfaces séparées présentent des îlots les uns jaunes, les autres verdâtres à reflets luisants (obs. XVI, XVII) ; tandis que sur les points au niveau desquels la lésion est moins avancée, le tissu est roux et entrecoupé d'un réseau de lignes d'un jaune pâle plus luisant. On remarque aussi une distension considérable de tous les canaux qui font partie de l'appareil biliaire, les vésicules, le canal cholédoque, le canal cystique (obs. XVIII). Les veines sont largement béantes (obs. XVII) : il y a une prolifération abondante de tissu conjonctif.

L'*examen microscopique* nous permet de constater une dégénérescence fibreuse très-avancée. Les lobules sont éloignés les uns des autres ; leurs bords sont tantôt nettement limités, tantôt au contraire crénelés, et alors leur intérieur est envahi par le tissu de nouvelle formation. Tous les lobules présentent une pigmentation prononcée dont le maximum est toujours à la périphérie.

A un fort grossissement, nous voyons ici un réseau serré de canalicules biliaires avec une couche unique, régulière d'épithélium cubique : là, un réseau vasculaire qui prend plus d'importance que le réseau biliaire ; et au milieu du tissu conjonctif, des capillaires volumineux dont la paroi ne présente pas d'altération notable et dont la cavité est remplie de globules sanguins.

Les cellules hépatiques ne présentent pas d'écartement

très-prononcé; le tissu conjonctif n'envoie point de prolongement manifeste dans leur intervalle; sur d'autres points, au contraire, elles sont entièrement séparées les unes des autres et perdues au milieu de la gangue conjonctive; elles sont plus fortement pigmentées (obs. XVII).

En résumé, nous observons des lobules complétement dissociés et des lobules nettement circonscrits; et, entre ces deux extrêmes, toutes les variétés comme délimitation et envahissement par le tissu conjonctif.

Symptomatologie.—Nous sommes donc en présence d'une double lésion biliaire et veineuse; nous devons, par conséquent, observer chez les malades des symptômes appartenant et à la sclérose hypertrophique et à la sclérose atrophique. C'est, en effet, ce que la clinique nous montre.

Afin d'éviter les redites, nous nous abstiendrons de mentionner le mode de production des divers phénomènes que nous allons signaler; cette étude ayant déjà été faite dans les chapitres précédents.

L'*ictère* survient dès le début des accidents. Dans l'observation XV, il apparaît pendant des fièvres d'accès, et persiste jusqu'à la fin avec des variations dans l'intensité. Les garde-robes ne sont décolorées que quatre ans après. Dans les obs. XVI et XVIII, l'ictère est précédé de vomissements le matin à jeûn, qu'il faut sans doute rapporter à l'alcoolisme. Dans les obs. XVII et XVIII, il est annoncé par une gêne à l'épigastre. Trois fois cet ictère apparaît deux mois environ avant l'entrée des malades à l'hôpital; et de trois à quatre mois avant la mort.

Il est suivi d'un amaigrissement insensible et d'une diminution lente des forces. Les urines et le liquide ascitique renferment souvent du pigment biliaire.

L'*hypertrophie du foie* est quelquefois peu accusée, et lorsqu'elle est prononcée, elle peut être difficile à constater à cause de la tension des parois abdominales, du météorisme et de l'ascite, ce n'est donc souvent qu'après la ponction de l'abdomen que ce signe peut venir éclairer le diagnostic.

Cette modification dans le volume du foie peut s'accompagner soit d'une gêne à l'épigastre (obs. XVII), soit d'une vive *douleur* due à une inflammation circonscrite du péritoine.

La *tuméfaction de la rate* semble inséparable de celle du foie. Elle existait chez tous nos malades et à un degré assez avancé pour donner, dans un cas, une matité verticale de 12 cent. Chez l'un d'eux (obs. XV) elle a déterminé de vives *douleurs*. A côté de ces symptômes qui sont du domaine de la sclérose hypertrophique avec ictère chronique, à forme type, signalons ceux qui sont exclusifs à la sclérose atrophique.

L'*ascite* est un phénomène constant : elle semble revêtir sous la forme mixte un caractère particulier de gravité ; son apparition assombrit le pronostic ; sa formation est rapide ; sitôt que l'épanchement est suffisant pour donner la sensation de fluctuation, le liquide se produit dès lors rapidement, abondamment. La ponction n'apporte qu'un soulagement de quelques heures ; la reproduction de l'ascite ne demande que quelques jours quand elle a le temps de s'effectuer.

Dans l'obs. XV, l'ascite devient prononcée 25 jours avant la mort.

Dans l'obs. XVII, son existence ne peut être affirmée lors de l'entrée du malade dans le service ; onze jours après, une ponction donnait issue à 5 litres de liquide ; une seconde ponction pratiquée après 21 jours laissait écouler 8,100 gr. de liquide. C'était trois jours avant la mort. Le liquide renferme souvent de la biliverdine.

Dans les obs. XV et XVIII on ne ponctionna pas les malades.

Cette gravité de l'ascite doit sans doute être rattachée à la concomitance des autres symptômes qui tous contribuent à l'alanguissement des fonctions de nutrition.

La gêne de la circulation hépatique s'est traduite dans tous les cas par la *dilatation des veines préabdominales*. Dans l'obs. XV, celle-ci était plus accusée à droite qu'à gauche. On pouvait se rendre aisément compte de la direction descendante du sang qui ne pouvant plus traverser le foie était ramené dans les canaux de la circulation générale. La compression du liquide sur les veines iliaque et cave inférieure gênant la circulation en retour, on voit survenir un *œdème des membres inférieurs* lequel commence par les malléoles, gagne les cuisses, le scrotum et même la paroi abdominale. Il est toujours consécutif à l'épanchement abdominal.

Les *troubles gastro-intestinaux* sont constants. L'apparition de l'ictère est suivie d'un amaigrissement lent mais progressif dont le malade cherche en vain la cause ; il mange en effet avec le même appétit qu'autrefois (obs. XV, XVII), il jouit de toutes ses forces, mais la nutrition est défectueuse. Après un certain temps, il survient un météorisme stomacal et intestinal et de la constipation, phénomènes que nous avons attribués à l'acholie. Plus tard, l'amaigrissement augmente, les forces disparaissent, l'appétit diminue, et à la constipation succède la diarrhée (obs. XVI). A ce tableau peuvent venir se joindre des nausées, des vomissements alimentaires (obs.XV).Telle est la marche des accidents dans les obs. XV et XVI. Chez les malades des obs. XVII et XVIII, les troubles de fonction digestifs ont au contraire apparu dès le commencement. Chez l'un (obs. XVII), le météorisme et la diminution de l'appétit ont suivi de près la présence de l'ictère ; pas de constipation ; évacuations gazeuses abondantes ; dans les derniers jours, selles diarrhéiques fréquentes et involontaires. Chez l'autre (obs. XVIII), des vomissements répétés, une diarrhée opiniâtre et peut-être aussi du météorisme précédèrent l'ictère et persistèrent même jusqu'à la mort.

Les *hémorrhagies* que nous observons ne paraissent pas en rapport avec la double lésion, c'est-à-dire avec la gêne de la circulation hépatique, d'une part, et avec les modifications qui surviennent sous l'influence de l'ictère, soit dans la constitution même du sang, soit dans les parois des vaisseaux (Vulpian).

Dans l'obs. XV nous n'assistons, un mois avant le décès, qu'à une expectoration hémoptoïque passagère ; dans l'obs. XVI, quelques épistaxis d'abord rares deviennent abondantes pendant trois jours ; une éruption acnéique violacée apparaît sur le nez, le front, etc., du malade de l'obs. XVII.

Enfin, chez la malade de l'obs. XVIII, il n'y a pas perte de sang, mais seulement un gonflement notable des veines hémorrhoïdales qui formaient à l'anus un bourrelet variqueux extrêmement tranché. Nous avons déjà mentionné l'amaigrissement et la perte des forces qui suivent une marche lente et progressive.

Tous nos malades ont eu de la *fièvre*. Le jour de son entrée dans le service, le malade de l'obs. XV avait une température rectale de 41°,7 ; après quelques oscillations, celles-ci descendait le dixième jour à 38°, pour rester à peu près stationnaire en ce point. La température, dans l'obs. XVI, s'est maintenue à peu près constamment vers 39° ; rarement elle descendait à 39°,6. Le pouls variait entre 100 et 136 pulsations, le plus fréquemment entre 104 et 116. Le malade de l'observat. XVII avait, le jour de son entrée, une température normale et un pouls qui marquait 80 pulsations ; les jours suivants, celui-ci variait entre 64 et 72.

Le malade de l'obs. XVIII avait 80 pulsations. Ces résultats nous éloignent beaucoup de la lenteur du pouls signalée dans l'ictère.

Les *urines* sont ordinairement rares, d'un jaune brun acajou ; bientôt elles sont ictériques, surmontées d'une mousse jaune tachant le linge et le papier en jaune (obs. XV); chez ce malade, elles renfermaient de la graisse et de l'hémaphéine. La quantité variait le plus souvent entre 750 et 850 gr. dans les vingt-quatre heures. Les deux termes extrêmes ont été 300 et 1,200 grammes. La quantité de l'urée a varié entre 7 gr. 0455 et 23 gr. 058; 14 gr. en moyenne. Elles ne renfermaient pas d'albumine. Les urines du malade de l'obs. XVIII étaient également ictériques ; celles de l'obs. XVII laissaient déposer un sédiment rouge abondant ; elles étaient extrêmement chargées d'urates très-sédimenteuses tachant le linge en rouge.

Marche et durée. — Dans la première observation, l'ictère datait de dix-sept ans et s'était montré, au dire du malade, un an après le réseau veineux abdominal; l'amaigrissement était aussi très-ancien. Cependant L... (XV) continuait à travailler, et ce n'est que cinquante jours avant la mort que le malade suspend son travail. Une douleur splénique ouvre la marche des accidents qui s'aggraveront rapidement. Une période comateuse précède la mort. Le malade de l'obs. XVI éprouve des troubles gastriques quatre mois avant la mort. L'ictère et les vomissements sont les premiers symptômes ; un érysipèle met fin à la vie. O... (obs. XVII), est surpris trois mois avant le terme fatal, pendant son travail, par une gêne à l'épigastre ; dix jours après, il devient jaune ; ses forces l'abandonnent, l'abdomen se distend, l'ascite devient abondante : il meurt dans un état de prostration. Ainsi, dans ces trois cas, la marche de la maladie ne dure que peu de mois ; elle est beaucoup plus rapide que dans chacune des deux formes types. La lésion semble rester latente un certain temps et l'organisme ne pousse son cri d'alarme que lorsqu'il n'est plus temps d'y porter remède.

CHAPITRE VII.

DE LA SCLÉROSE CARDIAQUE.

Foie cardiaque. — Foie noix de muscade.

On désigne sous le nom de *cirrhose cardiaque* l'état du foie déterminé par la congestion passive et la stase veineuse consécutives aux affections cardiaques.

Nous verrons bientôt cette lésion varier avec l'ancienneté de la maladie, la résistance des vaisseaux intra-hépatiques et le degré de pression produit par le désordre valvulaire. Il en résulte que tantôt le foie est simplement congestionné et augmenté de volume, tantôt la distension sanguine est plus marquée dans la veine centrale des lobules, ce qui donne à cet organe un aspect particulier; il paraît en effet composé de couches concentriques alternativement foncées et claires, d'où le nom de *foie de noix de muscade* sur lequel il a été désigné par comparaison avec la couleur de ce fruit. C'est proprement le *foie cardiaque.*

Enfin cet organe peut diminuer de volume par suite de l'atrophie par compression des cellules hépatiques ; c'est l'atrophie rouge ou le troisième et dernier degré du foie cardiaque que l'on remarque principalement dans l'insuffisance tricuspide.

Le terme de cirrhose (sclérose) cardiaque est impropre, parce que tout foie cardiaque n'est pas scléreux.

Observation XIX (Personnelle).

La nommée Dem... (Marie), âgée de 36 ans, domestique, entre le 20 décembre 1876 à l'hôpital de la Charité, salle Sainte-Anne, nº 9. Elle paraît d'un tempérament lymphatico-sanguin ; elle a une constitution fatiguée. Abandonnée de ses parents dès son jeune âge, elle ne peut nous fournir des renseignements sur leur santé. Elle a toujours eu la respiration courte ; enfant, elle était bientôt essoufflée quand elle portait des fardeaux ou qu'elle marchait vite ; elle ne pouvait pas courir comme les autres enfants. A l'âge de 19 ans, elle fut, sans cause appréciable, atteinte d'un ictère qui dura trois mois ; elle eut alors le ventre très-gros, de l'inappétence, de la sensibilité à la région hépatique. Pas de palpitations. La disposition de l'ictère fut suivie de la première apparition des règles, lesquelles, dans la suite, furent régulières. A l'âge de 21 ans elle eut un premier enfant, vint à Paris, se plaça comme nourrice et, pendant trois ans, nourrit successivement deux enfants du même lait. Règles suspendues pendant ces trois ans d'allaitement. Pendant cette suspension des règles, elle devint enceinte une seconde fois ; altération de la santé, malaise, fatigue, accouchement à terme, pas de lait, impossibilité de nourrir ce dernier enfant. Pas d'œdème, pas de sensibilité à la région hépatique. Il y a quatre ans, rhumatisme articulaire aigu ayant envahi à peu près toutes les articulations grosses et petites. Soignée plusieurs mois à la Charité. Durant ce temps, la région précordiale ne fut le siége d'aucun traitement.

Ce ne fut que lors de sa sortie de l'hôpital qu'elle fut prise de battements de cœur, d'étouffements, elle vit ses jambes enfler le soir, néanmoins elle continua à travailler jusqu'il y a huit mois. Dans cet intervalle, elle perdit, il y a dix-neuf mois, abondamment pendant huit jours (elle n'a plus été réglée depuis). Les membres inférieurs enflèrent et devinrent le siége d'un érysipèle qui obligea la malade à garder le lit pendant quinze jours. En juillet 1876, elle entra à Lariboisière (service de M. Jaccoud) avec de l'œdème des membres inférieurs, de l'orthopnée, son ventre était un peu gros. On lui donna de la digitale et on la mit au régime lacté. Après un séjour de six mois, elle demanda à aller au Vésinet où elle éprouva une grande suffocation, présenta de la cyanose de la face et des extrémités et après un court séjour on la renvoya à Paris. C'est dans ces circonstances qu'elle entra à la Clinique.

D... tousse très-facilement depuis sept ans aussi bien l'été que l'hiver ; ces rhumes sont de courte durée. Elle n'a jamais craché du sang. Son ventre a grossi principalement depuis deux mois. Agée de 36 ans, elle en paraît dix de plus; elle a le facies cardiaque avec une teinte de cyanose qui se montre aussi aux extrémités; elle est maigre, ridée; les conjonctives palpébrale et oculaire sont fortement injectées; œdème des membres inférieurs. Orthopnée, toux fréquente, expectoration brune, visqueuse. Perte d'appétit, dégoût de la viande, digestions difficiles. Pouls petit, irrégulier, intermittent, bat 50 puls. par minute; impulsion de la pointe du cœur au-dessous de la septième côte à 5 cent du bord gauche de l'appendice xyphoïde; matité transversale de 5 travers de doigt; battements très-irréguliers; souffle systolique à la pointe. Léger pouls veineux. Quelques râles de congestion pulmonaire. Foie volumineux, remonte au niveau de la cinquième côte et descend à cinq travers de doigt au-dessous des fausses côtes; grande sensibilité au niveau de la région épigastrique. Rate volumineuse; matité verticale de cinq travers de doigt; douleur à la pression au niveau de sa partie inférieure. Dans le décubitus latéral droit, la matité de la rate semble se continuer avec celle du foie. Ventre gros, très-développé; ascite considérable; hernie ombilicale; réseau veineux sous-cutané nullement apparent.

Urines rares, épaisses, couleur de bière, albumineuses.

Le 5 janvier. Augmentation de l'ascite; circonférence abdominale au niveau de l'ombilic 99 cent.

Le 15. Circonférence abdominale 103 cent.

Le 30. L'ascite faisant des progrès, on prescrit trois pilules renfermant chacune gomme-gutte 10 cent.; aloès 10 cent., calomel 5 cent. à prendre à une demi-heure de distance, et prendre un verre d'eau de Sedlitz après chacune d'elles.

Le 31. Selles fréquentes, abondantes, tout à fait aqueuses à la suite de l'administration du purgatif; diminution de l'œdème; circonférence abdominale 102 cent; ventre plus mou, s'aplatissant.

Le 14 mars. Ventre peu tendu; disparition de la hernie ombilicale; stomatite, bruit et souffle systoliques à la pointe toujours bien marqués. Suppression des pilules bleues.

Le 20. Elle s'était levée hier dès le matin, selon son habitude, sans quitter la salle. Vers les 5 heures du soir, elle eut un frisson unique avec claquement de dents suivi de chaleur, d'une soif vive, d'un sentiment de courbature générale; insomnie, rêves effrayants.

Le 21. A gardé le lit toute la journée d'hier, n'a pris que du lait, a ressenti une douleur au creux épigastrique, douleur sourde donnant la sensation d'une compression énergique qui se serait étendue en arrière jusqu'à l'épaule gauche. Gêne de la respiration. La nuit dernière, vers minuit, elle a été prise de vomissements qui ont demandé de grands efforts. Soulagement subséquent; revenue dans son lit, elle a éte prise de frissons pendant quelques instants. Le reste de la nuit, le sommeil a été profond. Au moment du vomissements, la douleur épigastrique a été plus vive que d'ordinaire. Ces vomissements se sont renouvelés ce matin; les matières rendues étaient d'un rouge noir, semblable à du sang pourri; vive douleur à la région épigastrique. Légers frissons. Inappétence; pas de diarrhée; pas de selles sanguinolentes. 21 matin. T. V. 38,9. 21 soir. T. V. 38,9.

Le 22. Hier soir, à 4 heures et demie, après l'ingestion d'un peu de bouillon, elle fut prise de nouveau de vomissements purement alimentaires. Pendant un effort elle éprouva tout à coup la sensation d'un corps qui montait de l'hypochondre gauche; aussitôt de vives coliques survinrent et D... rendit par le rectum du sang noir mélangé seulement de pellicules membraneuses, au dire de la malade. Le passage de ces matières à travers l'anus déterminait une vive douleur de cuisson. Soulagée, elle retourna se coucher et dormit profondément jusque vers les deux heures du matin. Elle fut alors réveillée par un violent frisson avec claquement de dents suivi d'une sueur abondante. Ce matin, elle est très-abattue, inappétence, tousse un peu depuis trois jours, n'a pas craché du sang. Pouls 68 pulsat. 40 mouvements respirat. par minute. Ceux-ci ne réveillent aucune doulenr. Douleur à la pression au creux épigastrique, au niveau des scalènes, au niveau des attaches diaphragmatiques sur les côtés et en arrière.

On entend aujourd'hui pour la première fois, à la pointe du cœur, un roulement sourd suivi d'un claquement parcheminé. Légère diminution du murmure respiratoire.

Matin: T. V. 37,6; soir, T. V. 37,4 (au moment du frisson).

Le 23. Très-légère teinte ictérique des sclérotiques et des téguments; douleur hépatique; céphalalgie constante depuis quelques jours; douleur épigastrique. Hier soir elle a vomi sitôt après l'avoir pris le bouillon chaud, non le froid. Insomnie. Circonférence abdominale 0,87 centim. Matin, T. V. 39°; soir, 38°.

Prescription : applications de 4 ventouses scarifiées loco dolenti.

Le 24. Soulagement obtenu par les ventouses. Pas de vomissements. Sommeil agité. Frissons vers onze heures du soir. Matin, T. V. 39,2 ; soir, 37,2.

Le 25. Plus de teinte ictérique ; pouls relativement fort, irrégulier, bat 60 pulsations ; douleur hépatique très-diminuée. Sommeil profond. Matin, T. V. 37°.

Le 26. Même état général. Céphalalgie plus intense que les jours précédents.

Le 2 avril. Diminution de la céphalalgie ; plus de douleur hépatique ; selles régulières. Dédoublement du deuxième bruit très-remarqué à la pointe.

Le 5. La malade se plaint de douleurs qui rappellent une névralgie faciale. Etat général relativement satisfaisant.

Le 20. Douleurs d'estomac et suffocation après le repas. Prescription : tisane de camomille ; bicarbonate de soude.

Le 28. Le ventre grossit de nouveau. Prescription : trois pilules bleues. Les jours suivants, l'ascite ne paraît pas diminuer sensiblement, mais elle n'augmente pas.

Le 15 mai. Perte de l'appétit, digestions laborieuses ; à la pointe, bruit de souffle prolongé commençant avant la systole. Foie paraît induré ; diminué de volume depuis quelque temps. Les pilules bleues sont moins efficaces qu'au début ; l'ascite augmente les jours suivants en même temps que l'œdème des membres inférieurs, et le réseau veineux sous-cutané abdominal se développe légèrement.

Le 8 juin. L'ascite gêne la respiration ; avant la ponction, circonférence abdominale 104 centim., paracentèse issue de 6 litres d'un liquide citrin. 24 heures après, l'appétit qui était très-diminué revient ; digestions bonnes.

Le 20. Reproduction de l'ascite et de l'œdème des membres inférieurs ; diminution de l'appétit ; les digestions restaient bonnes.

Le 10 mars 1869. Cette malade est encore dans le service ; elle n'a présenté aucun phénomène particulier depuis 21 mois ; toutes les trois semaines, on est dans la nécessité de pratiquer la paracentèse ; la vingt-cinquième ponction a été pratiquée le 9 mars ; chacune d'elle a donné issue à 8 litres environ d'un liquide citrin.

OBSERVATION XX (Personnelle).

Le 18 janvier 1877, est entré à l'hôpital de la Charité, salle Saint-Charles, nº 20, Lech... (Lucien), âgé de 48 ans, garçon de magasin. Tempérament sanguin; constitution bonne.

Pas d'antécédents héréditaires. L... n'a jamais joui d'une santé parfaite; légères indispositions et malaises fréquents. A eu fièvre typhoïde quand il était jeune et un rhumatisme articulaire aigu à l'âge de 46 ans. Depuis cette dernière maladie, gêne de la respiration, parfois essoufflement assez prononcé pour obliger le malade à suspendre son travail. Depuis quelques mois, les palpitations et les étouffements ont augmenté d'intensité; œdème malléolaire disparaissant d'abord le soir, puis devenu constant. Cet état s'étant aggravé à la suite d'une chute à l'escalier, L... s'est présenté à la consultation.

Etat actuel. D'apparence robuste, le malade est dans une attaque d'asystolie; bouffissure de la face; acné congestive sur les joues; œdème des jambes, du scrotum et de la verge; distension du ventre sans trace d'épanchement péritonéal; dyspnée intense; toux pénible.

Pouls petit, fréquent, irrégulier comme force de battements et comme rhythme. Cœur augmenté de volume, on sent mal la pointe; à la pointe, bruit de souffle systolique assez doux dont le timbre fait songer à une altération de la valvule mitrale; il se prolonge vers l'aisselle. Râles disséminés de congestion pulmonaire. Foie volumineux, douloureux sur un point correspondant à la grosse extrêmité. Urines, rares, épaisses, renfermant une quantité considérable de phosphates et de carbonates.

Prescription. Infusion de poudre de feuilles de digitale dans la proportion de 25 centigrammes pour 300 grammes d'eau bouillante.

Le 21. Faux pas du cœur, systoles avortées.

Le 23. Bruit de souffle présystolique. Prescription : suspendre la digitale et prendre 3 pilules bleues.

Le 24. Selles abondantes, aqueuses; diminution de l'œdème; soulagement mais affaiblissement du malade.

Le 30. Le malade est frappé subitement de paralysie et de perte de connaissance. Nous passerons sous silence tout ce qui a trait au ramollissement cérébral que révéla l'autopsie.

Le 4 février. Facies pneumonique, sécheresse de la bouche, de la langue ; râles crépitants et un souffle pneumonique à gauche. T. R. 38,9.

Mort le 5 février à 6 heures du matin après avoir présenté des phénomènes d'asphyxie.

Autopsie faite le 6, 29 heures après la mort, par M. J. Renaut. Le cœur est dilaté, d'une couleur pâle ; il a l'apparence d'un cœur qui a subi la dégénérescence graisseuse ; il est faible, se déchire facilement; sur une coupe, il est décoloré et présente l'aspect décrit sous le nom de *feuille morte*. Le microscope révèle la dégénérescence graisseuse de ses fibres ; les fibres musculaires sont dissociées ; il y a des granulations graisseuses dans le cylindre primitif. Il y a une intégrité absolue de la valvule mitrale ; les valves s'étendent mal et sont trop étroites pour l'ouverture. Dans l'auricule gauche, il y a des caillots arrêtés, adhérents à la membrane interne, et pouvant fournir des embolies.

Le poumon gauche renferme un point d'atélectasie très-étendu. Il siége sur le lobe inférieur, à sa partie moyenne, et présente une étendue de cinq centimètres carrés environ. Cette partie atélectasiée paraît affaissée et est semée de petits points ecchymotiques.

Le foie est gros et présente à sa surface de la périhépatite. Son diamètre transverse est de 33 cent. ; le diamètre antéro-postérieur (lobe droit) de 20 cent, ; le diamètre sterno-pubien de 16 cent. ; le le diamètre antéro-postérieur (lobe-gauche) de 16 centimètres. La coupe montre qu'il s'agit d'une sclérose hépatique. Les reins sont congestionnés.

Observation XXI (Personnelle).

Au n° 8 de la salle Saint-Charles à l'hôpital de la Charité (service de M. Hardy) est couché Lour... (Aimé), âgé de 45 ans, cordonnier.

Antécédents héréditaires : père mort à 66 ans ; bonne santé habituelle ; mère morte à 50 ans, « à son retour d'âge ». Antécédents personnels : Pas de maladies d'enfant ; pendant toute sa jeunesse, L... aurait été plus délicat que les enfants de son âge. Entré une seule fois à l'hôpital, à 17 ans pour la gale. Pas de rhumatisme, ni fluxion de poitrine, ni affection vénérienne ; seulement il a toujours eu la poitrine grasse, avait la respiration courte, crachait habituellement sans beaucoup tousser. Mais depuis 9 mois, il a éprouvé presque constamment un état d'essoufflement qui augmentait au moindre effort, dans la marche et parfois même sans cause appréciable. Par moments, cet essoufflement allait jusqu'à la suffocation et s'accompagnait d'une douleur des plus pénibles à la région précordiale. Cependant affaiblissement général, digestions difficiles, anorexie, pâleur de la face. A la fin de décembre 1876, l'état est tel que L... ne travaille plue que de loin en loin. Depuis trois mois est apparu l'œdème des jambes et des bourses qui a passé par des alternatives d'augment et de diminution, mais qui n'a jamais complétement disparu ; douleur précordiale sourde mais presque continue ; douleur augmentant avec les accès d'oppression. Fréquemment insomnie résultant de la douleur précordiale et des étouffements. L... éprouve quelque soulagement en quittant son lit, mais il semble bien qu'il s'agissait alors de vrais accès d'asthme cardiaque et non d'asthme vrai, car, L... n'éprouve aucun soulagement en aspirant l'air extérieur (ne se jette jamais sur la fenêtre).

Entré le 21 mars 1877, L... vieilli avant l'âge, a le facies cardiaque ; les paupières sont bouffies ; les conjonctives un peu injectées ; le visage œdématié. L'œdème mou, non douloureux, s'étend aux parties inférieures de l'abdomen, aux bourses et aux membres inférieurs. Sur la face antéro-interne de la jambe gauche est une plaque érythémateuse.

Pouls petit, irrégulier, inégal. Peu de distension des jugulaires; pas de pouls veineux. On ne sent pas l'impulsion de la pointe du cœur bien que la percussion montre qu'elle n'est pas recouverte par le poumon ; matité étroite dans le diamètre vertical, plus étendue dans le diamètre transversal. Sur le bord gauche du sternum, léger bruit de souffle difficile à percevoir ; pas de signe stéthoscopique ailleurs. Douleur spontanée et à la pression sur le bord gauche du sternum dans un point correspondant à la matité cardiaque. Matité légère aux deux bases du thorax en arrière ; diminution du murmure respiratoire en ce point ; râles muqueux disséminés dans la poitrine ; toux peu fréquente mais grasse ; expectoration mousseuse mélangée de quelques légères stries de sang. L... aurait craché, il y a un mois, du sang en nature ?

Foie volumineux, sensible, lourd ; douleur à la pression au niveau de la région épigastrique. Un peu d'ascite. Urines rares, foncées, ocreuses, volumineuses. Prescription : chiendent nitré, infusion de digitale.

Du 23 au 29. Modification insensible ; tendance de l'œdème à augmenter ; à chaque instant, accès de suffocation. L... passe ses journées et ses nuits assis plutôt que couché dans son lit ; ne prend presque rien, la moindre alimentation augmentant, dit-il, et son essoufflement et sa douleur précordiale.

Le 30. Œdème étendu aux parties postéro-inférieures des bras et à la face dorsale des avant-bras. Depuis 24 heures, 1,200 gr. d'une urine épaisse, ocreuse, albumineuse.

3 avril. Faciès cyanosé, respiration plus fréquente et plus pénible ; a eu un frisson hier soir sans claquement de dents ; même irrégularité, même faiblesse du pouls. On ne constate pas de souffle au cœur. Dans la fosse sous-épineuse gauche, matité notable, pas de râles, mais un souffle assez fort ; toux rare, non douloureuse, peu de crachats n'ayant rien de caractéristique.

Mort le 4, à 3 heures du matin.

Autopsie faite 30 heures après la mort par M. J. Renaut. A l'ouverture de la poitrine, la plèvre gauche paraît remplie d'une grande quantité de sérosité citrine. Le lobe inférieur du poumon est le siége de deux petits infarctus hémoptoïques de la grosseur d'une noisette ; à la surface de la plèvre et principalement dans les scissures interlobaires, se voient une multitude de granulations tuberculeuses miliaires transparentes comme de petites perles.

Le cœur ressemble à une poche flasque. Son diamètre transversal est de 16 cent., son diamètre vertical de 14. La valvule mitrale n'est recouverte d'aucune induration ; ses valvules seraient parfaitement fermes. La tricuspide est évidemment insuffisante ; elle admet facilement cinq doigts écartés.

Le foie est augmenté de volume ; il mesure 29 cent. dans son diamètre transversal et 21 cent. dans son diamètre antéro-postérieur (lobe droit). Il pèse 1920 grammes. Il ne présente pas, à proprement parler, d'inflammation de la membrane de Glisson. C'est un foie cardiaque, c'est le véritable foie muscade.

La rate pèse 245 grammes. Elle mesure dans le diamètre vertical 15 cent., et 11 dans le diamètre transversal. Son tissu est normal.

Les reins sont lobulés ; ils présentent une série de petites dépressions cupuliformes qui répondent à des points d'atrophie. Sur certains points des pyramides de Malpighi apparaissent des points décolorés ;l'ensemble du rein est le rein cardiaque.

OBSERVATION XXII.

(Communiquée par M. Landouzy).

La nommée Leux (Louise), âgée de 47 ans, mécanicienne, entre le 23 octobre 1878 à la clinique de la Charité, salle Sainte-Anne, n° 4.

Elle est d'un tempérament nerveux ; sa constitution est fatiguée. Elle a eu trois grossesses à terme et a été soignée pour un rhumatisme articulaire subaigu. A *son entrée*, elle accuse des palpitations, de la dyspnée ; nous constatons un œdème généralisé peu intense ; le pouls est petit, irrégulier ; les bruits du cœur sont obscurs. M. Hardy diagnostique une affection mitrale en faisant remarquer que les symptômes prédominent sur les signes physiques. Dans les *premiers jours de novembre*, il survient une amélioration générale ; l'œdème diminue sensiblement, on entend un souffle systolique au niveau de la pointe du cœur.

Le 28. Douleur dans le côté gauche; crachats hémoptoïques ; épanchement peu abondant à la base du sommet gauche. Affaiblissement des bruits du cœur.

7 décembre. Amélioration. Cessation de toute expectoration. Battements du cœur plus forts et plus réguliers. Plus trace d'épanchement à la base du poumon gauche.

Le 13. Malaise général ; faiblesse. Anorexie ; étouffements. Petitesse et irrégularité des battements du cœur ; affaiblissement du souffle cardiaque. Œdème. Crachats hémoptoïques abondants. Matité au niveau de la base de la cavité thoracique droite.

Le 18. Même état général ; faiblesse s'accusant de plus en plus ; augmentation des œdèmes ; crachats hémoptoïques ; épanchement droit plus abondant.

Le 21. Oppression considérable. Œdème considérable du membre supérieur gauche du côté gauche du thorax et du sein du même côté qui a atteint *trois fois au moins* le volume du sein droit; œdème mou non douloureux. Pas de sensibilité au niveau des veines du bras ou du cou. Mort le 21 décembre, à 6 heures du soir, par asphyxie.

Autopsie faite le 23 décembre, à 3 heures de l'après-midi, par M. Landouzy. Le cadavre présente de l'œdème dans les parties déclives de chaque côté. L'œdème du bras, de la paroi thoracique et du sein du côté gauche est encore très-marqué.

Thorax. — Epanchement abondant séro-sanguinolent dans la plèvre droite. Pseudo-membranes abondantes revêtant toute la plèvre droite. Pas d'épanchement pleural gauche.

Cœur examiné en place: Hypertrophie du ventricule gauche. Peu de dilatation du ventricule droit. Dilatation de l'oreillette droite. Après l'avoir détaché des vaisseaux et séparé du médiastin, nous constatons une dilatation et une hypertrophie considérables de l'oreillette gauche, une hypertrophie très-notable du ventricule gauche. L'orifice mitral est très-rétréci et un peu insuffisant ; il laisse pénétrer difficilement la pulpe de l'index jusqu'à la lunule de l'ongle. Cet orifice a la forme d'un entonnoir et est abaissé en masse vers la pointe du cœur. Le ventricule droit est très-peu dilaté, non hypertrophié ; la valvule tricuspide est suffisante. L'oreillette droite, dilatée, renferme du sang presque fluide. La *veine sous-clavière et la veine axillaire* du côté gauche sont distendues par un caillot solide, récent (thrombose). L'*artère pulmonaire* renferme un sang presque fluide au niveau de son tronc et de ses branches droite et gauche. Ses ramifications terminales sont remplies à droite et à gauche dans des points que nous déterminerons bientôt, par des caillots solides quoiques cruoriques, se terminant par en haut par une tête mousse, se poursuivant jusqu'aux ramuscules qu'ils emplissent.

Le *poumon gauche* est sain dans toutes ses parties, si ce n'est dans l'angle inférieur et antérieur de son lobe inférieur. En ce point, sur une face triangulaire à base périphérique, à sommet supérieur, il est noir violacé, ferme, résistant, ni insufflable, ni crépitant. A la coupe, le tissu présente une couleur noire analogue à celle des truffes, d'aspect grenu, rappelant, sauf la coloration, l'aspect de la pneumonie fibrineuse. Au centre du noyau, thrombose de l'artère pulmonaire afférente. Autour de cet infarctus, le poumon est emphysémateux.

Poumon droit. — La plèvre viscérale et la plèvre pariétale sont tapissées de fausses membranes. Les lobes sont réunis entre eux par des adhérences pseudo-membraneuses. Sur le bord antérieur du lobe supérieur, il existe une énorme induration. Vers le sommet du lobe moyen, il existe une induration semblable avec un volume moindre. Sur la partie interne du bord postérieur du lobe inférieur, il y a également un noyau analogue, noyau dur, ferme résistant, non insufflable, non crépitant. La dissection de branches de l'artère pulmonaire conduisant à ces noyaux montre des caillots fermes, bien moulés quoique cruoriques, la branche supérieure renfermant du sang liquide.

A la coupe le tissu est noir de jais, granité, allant au fond de l'eau ; sur la surface de section des noyaux apparaît la lumière d'artérioles pulmonaires du milieu de laquelle on fait par une légère pression, surgir un caillot.

Abdomen: Estomac, rien ; épaisseur notable de la muqueuse. *Foie*: abaissé (du fait de l'épanchement thoracique du côté droit). Il est cirrhotique dans son lobe gauche et sur son bord antérieur. Un peu muscade dans sa masse.

Rate : ferme, petite ; épaisissemeat de la capsule de Malpighi.

Reins : ne peuvent être décortiqués qu'en enlevant des lambeaux du tissu ; quelques petits kystes. Un peu gras. Ils présentent un certain degré de néphrite interstitielle.

La cavité péritonéale et les annexes de l'utérus ne présentent rien de particulier.

Encéphale. Congestion de la pie-mère sans œdème. Adhérences légères de cette membrane aux circonvolutions.

Examen histologique fait au laboratoire de la Charité, par M. le Dr Rémy.

La lumière de la veine centrale paraît environ dix fois plus grande qu'à l'état normal ; c'est une dilatation simple, sans lésion des parois ni du tissu celluleux environnant. Le réseau des capillaires veineux est également dilaté. Les cellules hépatiques nullement atrophiées sont rejetées vers la périphérie des lobules. Nous ne découvrons aucune cellule graisseuse. Sur plusieurs points existent de nombreux foyers hémorrhagiques ; les globules sanguins écartent les lobules. Nous ne constatons sur aucune préparation du tissu conjonctif hyperplasié.

DISCUSSION.

Etiologie. — Les lésions du foie muscade ne sont que la conséquence de la congestion passive et de la stase veineuse, que l'on remarque dans les lésions auriculo-ventriculaires. En effet, quand celles-ci ne sont pas compensées, elles élèvent la pression dans les veines et l'abaissent dans les artères. Voici le mécanisme de ce double phénomène ;

Prenons pour exemple l'insuffisance mitrale, que nous avons le plus souvent observée : Au moment de la systole ventriculaire, une partie du sang qui devrait être chassé dans l'aorte passe dans l'oreillette gauche, qui bientôt se dilate. L'effet de cette dilatation sera une ischémie relative, et une diminution de pression dans le ventricule gauche et les artères aortiques, et un ralentissement et une augmentation de pression dans les veines pulmonaires. Comme conséquences, nous aurons un accroissement de pression et une tendance à la stase dans les capillaires et dans les artères pulmonaires ; une déplétion incomplète et une dilatation du ventricule droit, dilatation qui pourra amener une insuffisance tricuspide ; une déplétion difficile et une distension de l'oreillette droite ; un accroissement de pression et une tendance à la stase dans le système cave ; d'où une congestion passive purement mécanique du foie, et une stase veineuse dans les veines sus-hépatiques.

Pathogénie. — Cette congestion hépatique se manifeste généralement par une distension des veines centrales des lobules hépatiques, et des capillaires des lobules qui en sont le plus rapprochés, de telle sorte que la partie centrale du lobule est rouge sur une très-grande étendue, tandis que la périphérie est grise, parce que le sang porte stagnant à la périphérie, transmet aux cellules de cette zone la graisse qui vient de la digestion.

Cette congestion ayant une durée aussi longue que la maladie, et étant sans cesse soumise aux mêmes causes, il s'ensuit une série de lésions de nutrition du foie qui, débutant par une hypertrophie, peut se terminer par une atrophie de l'organe, qu'il ne nous a pas été donné d'observer.

Anatomie pathologique. — Des trois foies examinés, l'un (obs. XXI) pesait 1920 grammes, poids un peu au-dessus de la moyenne, et mesurait dans le diamètre transversal 29 cent. ; dans le diamètre antéro-postérieur (lobe droit), 21 cent. Sa surface était lisse, et la membrane de Glisson ne présentait pas, à proprement parler, d'inflammation. Son tissu était ferme. Sur une coupe, les lobules, bien isolés, étaient jaunâtres à la périphérie et d'un rouge foncé au centre.

Le second (obs. XX), plus volumineux, présentait les mensurations suivantes : diamètre transversal, 33 cent. ; diamètre antéro-postérieur (lobe droit), 20 cent. ; diamètre sterno-pubien, 16 cent. ; diamètre antéro-postérieur (lobe gauche), 16 cent. ; sa surface lisse renfermait des points de périhépatite ; son tissu était également induré.

Le troisième (obs. XXII) présentait également un tissu ferme induré, comme les foies muscades, et à la coupe ses lobules, bien isolés, se dessinaient nettement avec leur double coloration jaune et rouge.

L'*examen microscopique*, fait au laboratoire de la Charité, nous a révélé les lésions suivantes :

Dans un cas (obs. XX), la veine centrale est indemne, mais dilatée ; autour de celle-ci, les capillaires sont également dilatés et pleins de sang. La veine et les capillaires compriment les cellules hépatiques ; quelques-unes de celles-ci, celles du centre, sont atrophiées, plus loin aplaties ; celles de la périphérie renferment toutes des gouttelettes graisseuses. Telle est la raison des deux zones concentriques, diversement colorées, que présentent les lobules. Dans l'observation XXII, la lumière de la veine centrale paraît avoir un calibre environ dix fois plus grand qu'à l'état normal ; c'est une dilatation simple, sans lésion des parois, ni du tissu cellulaire environnant. Le réseau des capillaires veineux est également dilaté. Les cellules hépatiques, nullement atrophiées, sont rejetées vers la périphérie du lobule. Nous ne découvrons aucune cellule graisseuse. Sur plusieurs points existent de nombreux foyers hémorrhagiques ; les globules sanguins écartent les lobules. Nous ne constatons sur aucune préparation de tissu conjonctif hyperplasié.

Tandis que dans l'observation XXI les lobules sont entourés par de larges bandes de tissu conjonctif dense et fibreux, les vaisseaux qui paraissent creusés dans ce tissu sont remplis de sang. Les espaces lymphatiques contiennent des globules blancs, quelquefois une sorte de caillot lymphatique. La veine centrale, un peu dilatée, paraît indemne,

Les cellules hépatiques sont gonflées par de grosses gouttes huileuses, et c'est à peine si, dans un lobule, il s'en trouve encore quelques-unes présentant simplement un aspect granulo-graisseux. La sclérose était simplement périlobulaire. La sclérose ne survient souvent qu'à la troisième période, correspondant à l'atrophie rouge.

Considérations générales. — Une vue d'ensemble nous préparera à l'étude des symptômes. Sous l'influence de la stase sanguine qui se produit dans les veines sus-hépatiques lorsque le cœur fonctionne mal, les veines centrales des lobules hépatiques se distendent; les veines qui convergent au centre et les capillaires qui leur font suite se congestionnent, se distendent à leur tour et compriment les cellules hépatiques. Le sang de la veine porte, qui se déverse dans la veine intra-lobulaire sera aussi ralenti dans son cours. Cette gêne de la circulation dans les systèmes cave et porte persistant, le sang refluera dans leurs branches d'origine, et principalement dans celles de la veine cave. L'œdème des membres inférieurs se montrera par conséquent en premier lieu ; l'ascite ne surviendra que plus tard.

Symptomatologie. — Nos malades ont présenté pendant la vie des symptômes très-évidents de congestion hépatique. Chez Lo... (obs. XX), la percussion démontrait l'augmentation de volume du foie ; cet organe était sensible et lourd ; le malade avait en effet la sensation de pesanteur dans l'hypochondre. Chez Lect... (obs. XXI), le foie était également augmenté de volume et douloureux en un point correspondant au lobe droit. Notons-bien ce dernier point dont l'explication nous est donnée par la présence d'une périhépatite que l'autopsie a révélée. C'est dans l'inflammation de la capsule de Glisson qu'il faut chercher la cause de la douleur hépatique si souvent remarquée dans les lésions mitrales et tricuspides. Cette douleur nous a servi dans un cas (obs. III) à délimiter le foie, qui ne pouvait l'être par la percussion à cause de la présence d'un épanchement.

La femme Dem... (obs. XIX) présente pendant quelques jours une très-légère teinte ictérique.

La gêne de la circulation hépatique peut retentir sur les éléments constitutifs du foie autres que les vaisseaux sanguins. Si cette gêne est considérable, les lésions de l'état catarrhal peuvent atteindre la muqueuse des canaux biliaires et entraver le cours de la bile. C'est peut-être ainsi qu'on peut expliquer cette teinte ictérique que nous avons observée. Peut-être aussi était-ce un ictère hémaphéique.

Un autre symptôme plus fréquent s'est montré chez cette malade, nous voulons parler de l'*ascite*. L'ascite est une conséquence de la congestion hépatique et de la stase du sang dans les branches veineuses et les capillaires du foie ; la pression augmente dans les branches d'origine de la veine porte, et il se produit une exsudation séreuse, laquelle chez notre malade a été assez considérable pour nécessiter la paracentèse qui a dû être répétée vingt-cinq fois.

Consécutivement à cette stase veineuse, survient une gêne dans la circulation des organes dont le sang veineux s'écoule dans les rameaux de la veine porte. Il en résulte, ainsi que nous l'avons déjà étudié à propos des voies dérivatives dans le chapitre sur la sclérose atrophique, des engorgements sanguins de la rate, de l'estomac, des intestins jusqu'au rectum, et plus tard, des dilatations variqueuses des veines de ces parties, des varices de la partie inférieure de l'œsophage, des diverses parties de l'intestin, des hémorrhoïdes.

Ne devons-nous pas, en effet, rapporter à ces engorgements sanguins tous les accidents que nous avons vus survenir chez la malade de l'obs. XIX, tels que : vomissements de sang pur ou mélangé aux aliments, selles sanguinolentes, flux hémorrhoïdal ?

Les troubles dyspeptiques qu'elle a présentés pouvons-nous les rapporter à autre chose qu'à une modification profonde dans la circulation de la veine porte ? Celle-ci suffit, en effet, pour déterminer un catarrhe de l'estomac et de l'intestin, un état muqueux ou bilieux caractérisé par de l'inappétence, des vomissements, de la diarrhée. En outre, l'influence de l'ascite sur les fonctions digestives a été rendue manifeste par la paracentèse. On fait la première ponction le 20 juin à dix heures du matin. Vingt-quatre heures après, la malade, qui mangeait peu d'ordinaire, voit son appétit revenir, augmenter chaque fois et diminuer ensuite sitôt que l'ascite s'est de nouveau reproduite. Nous ferons aussi remarquer que chez notre malade l'ascite était considérable tandis que les veines souscutanées abdominales étaient peu développées. Cette observation prouve une fois de plus la relation qui existe entre les vaisseaux portes et les veines pariétales profondes et superficielles.

Congestion de la rate: Qu'elle soit le résultat de la gêne de la circulation hépatique ou que sa lésion soit simultanée de celle du foie, par suite d'une règle de pathologie générale que nous ignorons encore, cette congestion, disons-nous, existait dans un cas (obs. XXI). Cet organe pesait en effet 245 gr. au lieu de 200, poids moyen, et mesurait en longueur 15 cent. et 11 en largeur.

Chez Dem... (obs. XIX) cet organe donnait à la percussion une matité verticale de cinq travers de doigt.

De même que la congestion hépatique, la congestion splénique peut s'accompagner d'une inflammation circonscrite du péritoine et par suite d'une douleur à la région correspondante; aussi lisons-nous dans l'observation de cette dernière malade que la pression déterminait une douleur au niveau de la partie inférieure de la rate.

TRAITEMENT. — L'indication thérapeutique relève, dans l'espèce, de l'axiome « *sublatâ causâ, tollitur effectus* ». En attaquant la stase veineuse, nous nous adressons à l'affection elle-même. Nous devrons donc agir sur la circulation générale, nous devrons agir sur le cœur par un médicament qui soit à la fois et son opium (Bouillaud) et son quinquina (Beau), par un médicament qui augmente la force de ses contractions, les régularise et en diminue le nombre. La digitale atteint ce double but. Elle excite les contractions du cœur, produit une action tonique sur les capillaires ; rétablit une tension artérielle suffisante et fait disparaître la stase veineuse. Nous pouvons suivre son action pas à pas; la diurèse en est le manomètre. Elle ne produit pas d'action hydragogue vraie, mais l'hydropisie diminue à mesure qu'augmente la sécrétion urinaire. La digitale ne peut être longtemps continuée ; on peut alors agir sur la muqueuse intestinale par l'intermédiaire des pilules bleues (2, 3) que M. Hardy emploie avec avantage dans les cas d'ascite, en ayant soin de faire précéder leur administration d'un purgatif énergique. Cependant la maladie fait des progrès, la lésion cardiaque s'aggrave, l'ascite se produit en abondance, la paracentèse s'impose.

Aux douleurs hépatiques résultant de la congestion, on oppose avec succès les émissions sanguines locales effectuées à l'aide de ventouses scarifiées. Si la douleur persiste, des cataplasmes laudanisés compléteront le traitement. Les troubles dyspeptiques sont redevables du bicarbonate de soude, de la glace, du vin de pepsine, du régime lacté.

CHAPITRE VIII.

DE LA SCLÉROSE SYPHILITIQUE

Gommes du foie. Hépatite interstitielle miliaire.

L'attention des médecins anciens avait été attirée de bonne heure sur l'influence que la syphilis exerce sur le foie; ils considéraient même ce viscère comme le siége principal du mal vénérien. Cependant leurs recherches n'avaient guère déterminé avant les travaux de Portal la nature de la lésion. C'est à M. Gubler (1) que revient l'honneur d'avoir, le premier, décrit la sclérose syphilitique.

Cette affection, d'origine syphilitique, est considérée comme un accident tertiaire. Par suite de la modification subie par l'organisme, il s'effectue dans le foie une prolifération de tissu conjonctif. M. Lancereaux (2) distingue l'*hépatite proliférative et l'hépatite gommeuse*. Etudiant en premier lieu l'hépatite proliférative des adultes et celle des nouveau-nés, il place l'origine de l'hyperplasie conjonctive : 1° dans la trame conjonctive ; 2° à la périphérie des lobules; 3° au voisinage des vaisseaux ou dans l'épaisseur de leurs parois; 4° quelquefois au pourtour des canaux hépatiques. Cette affection, selon le même auteur, est caractérisée par le développement d'un tissu conjonctif nouveau, rétractile, capable de déformer l'organe. Toujours localisée à quelques points de la glande, elle ne l'envahit jamais complétement. C'est à ce premier groupe que se rapporte principalement la sclérose. Cette hyperplasie conjonctive doit se terminer en effet par la suppuration ou par la transformation fibrillaire : or ici la suppuration ne se montrant jamais, la sclérose sera le dernier terme de la modification du tissu embryonnaire. La terminaison des tumeurs est bien différente. Les gommes, en effet, sont formées de noyaux et de cellules embryonnaires plus ou moins volumineuses, nodulaires, et, fait assez particulier, susceptibles d'être résorbées, ce qui rend le pronostic moins sérieux (Lancereaux).

(1) *Mémoire sur une nouvelle affection du foie liée à la syphilis héréditaire*, lu à la Société de biologie le 21 février 1852.

(2) *Atlas d'anatomie pathologique* et *Traité de la syphilis.*

Le développement de gommes comprend, d'après MM. Cornil et Ranvier (1), deux phases successives.

1° Lorsque les gommes vont se développer, la formation de tissu embyonnaire a lieu, tantôt dans tout l'organe, tantôt dans les points limités qui vont devenir le siége des gommes ; le tissu nouveau qui s'accumule par masses est sillonné par de nombreux vaisseaux.

2° Les cellules se multiplient, diminuent de volume, sont comprimées par le tissu nouveau et il se produit par places de petits nodules ou îlots irréguliers dans lesquels les cellules centrales sont atrophiées et granuleuses; tandis que les cellules de la périphérie sont plus volumineuses et présentent les caractères des cellules embryonnaires. La substance fondamentale est vaguement fibrillaire et ressemble au tissu conjonctif.

Une gomme n'est que la réunion de deux ou de plusieurs de ces petites nodosités jaunâtres et entourées de tissu conjonctif serré et dur qui leur forme comme une coque commune. Comme ce tissu fibreux se continue autour des lobules hépatiques, il en résulte que toute tumeur gommeuse est accompagnée d'une sclérose partielle. Telle est la nature de la lésion que nous avons à étudier, et auparavant suivons-en le tableau clinique.

Nous citerons deux observations : l'une extraite d'une leçon de M. le professeur Potain (2) et dont nous avons pu faire l'examen microscopique sous la direction bienveillante de M. du Castel, chef du laboratoire de l'hôpital Necker ; l'autre dont nous avons observé le malade pendant notre première année de stage dans le service de M. Bucquoy et que nous

(1) *Manuel d'htstologie pathologique.*

(2) Leçon reproduite par la *Gazette des hôpitaux*, 1878, n° 151.

empruntons à M. Léger qui l'a communiquée à la Société anatomique (2).

Observation XXIII.

G. (Lucie), âgée de deux mois est apportée à la clinique de Necker dans un état semi-comateux, affaissé, pupille très-contractée. C'était le 11 février 1878.

La mère raconte que cette enfant était enrhumée depuis quelque temps et qu'elle l'avait fait examiner par le médecin du quartier qui avait prescrit du sirop diacode. Depuis que l'enfant avait pris cette potion opiacée, prescrite cependant à des doses très-petites, elle était tombée dans un état de torpeur qui fit reconnaître qu'elle était sous l'influence d'un narcotique.

En outre le ventre était gros, les veines superficielles très-marquées sur la paroi abdominale. La palpation montre que le foie était fortement augmenté de volume, et s'étendait jusqu'à l'ombilic et presque jusqu'à la crête iliaque. La rate aussi était volumineuse.

Sur la peau des deux membres inférieurs, surtout à la partie antérieure, elle portait des taches disséminées ayant la largeur de 1 centimètre environ, et présentant une teinte jaune brunâtre, dite teinte cuivrée et tout à fait caractéristique. La surface de la peau n'était pas altérée au niveau de ces taches. On en retrouvait en plus petit nombre sur les fesses, mais il n'en existait pas sur les membres supérieurs. La face était pâle, ridée; la figure était celle d'un petit vieillard. La bouche était plissée, et, aux commissures des lèvres, on trouvait de petites ulcérations qui sont, comme on sait, un signe précieux de syphilis. Cette enfant était donc atteinte de syphilis hépatique.

Outre la lésion du foie et de la rate, nous pouvions aussi soupçonner une affection des reins, parce que lorsqu'elle a été portée à l'hôpital, cette enfant n'a pas uriné pendant toute la journée jusqu'au moment de sa mort, arrivée le 12 au soir.

(1) *Bulletin de la Société anatomique*, séance de juin 1876.

Le *traitement* a consisté à administrer la médication anti-syphilitique à la mère dans le double but : 1° de la mettre à l'abri d'accidents pour le cas où elle gagnerait la syphilis de son enfant; 2° de faire passer dans son lait une quantité de mercure, sans doute très-minime.

Décédée le 12 février 1878. Poids du corps 3,425 gr.

Autopsie. Cœur, pas d'altération notable. Poumons : Tout le lobe supérieur et la partie inférieure du lobe inférieur du poumon droit sont congestionnés. Dans le lobe supérieur on rencontre un tissu ne surnageant plus, peu induré sous le doigt, présentant une surface pâle, lisse, sans distinction vésiculaire ni lobulaire nette.

Le poumon gauche est congestionné au niveau de la base.

Foie. Poids 320 grammes; surface lisse, un peu congestionnée, avec une coloration légèrement jaunâtre sur le bord antérieur et sur le pourtour de la vésicule biliaire.

A la coupe, le fond du tissu présente une coloration formée d'un mélange de rose et de pierre de fusil, le tout présentant un semis de petits grains blanchâtres de ferme consistance. Dans le hile du foie un ganglion volumineux.

Rate : Volumineuse; poids 58 gr.; ferme, violacée.

Capsules surrénales, un peu volumineuses. Reins nettement lobulés; coloration extrêment pâle des pyramides et de la substance corticale. Le gauche pèse 21 gr.; le droit, 23 gr. Vessie, à peine quelques gouttes d'urine. Calotte crânienne : pas d'altération notable. Os : Epaississement des couches osseuses du tibia au niveau de la partie médiane.

Examen histologique. Ilots hépatiques. Dans les îlots du tissu conjonctif, on rencontre les canalicules biliaires volumineux et petits, remplis de cellules embryonnaires. Autour de quelques-uns d'entre eux, le tissu conjonctif renferme aussi des éléments embryonnaires nombreux; il y a donc une véritable périangiocholite.

Les vaisseaux sanguins sont normaux. La limite entre le tissu conjonctif et la périphérie des lobules est nette. A ce niveau, les cellules hépatiques paraissent un peu plus rapprochées les unes des autres que dans l'intérieur même du lobule.

Dans l'intérieur du lobule, les cellules hépatiques sont très-distantes les unes des autres; elles forment des traînées continues circonscrivant des espaces cinq fois plus volumineux qu'elles. Dans ces espaces on rencontre de nombreuses cellules embryonnaires et un certain nombre de cellules endothéliales tuméfiées; mais, pas de tissu conjonctif organisé.

Dans toute l'étendue du foie, on rencontre des nodules gommeux avec centre caséeux et périphérie embryonnaire situés dans l'intérieur des lobules; la plupart au point de contact de la périphérie des lobules et des travées conjonctives; quelques-uns dans l'intérieur même du lobule.

Observation XXIV.

Le 29 mai 1876, entrait à l'hôpital Cochin (service de M. Bucquoy), un homme présentant toutes les apparences d'un asystolique: cyanose, respiration très fréquente, parole entrecoupée, turgescence des veines du cou, surtout à droite et, malgré ces symptômes, peu d'œdème des membres inférieurs. L'anxiété rendait difficile l'interrogatoire du malade. Il disait que cette gêne de la respiration était venue progressivement depuis un mois et ne paraissait être au début qu'un simple rhume. Pendant la guerre, il avait eu des douleurs dans les jointures et quelques palpitations. On n'a pas recherché s'il avait eu des accidents syphilitiques. Il n'a présenté pendant son séjour aucune coloration ictérique.

Le *cœur* ne présentait aucun bruit anormal. Du côté gauche de la poitrine, il n'existait aucun phénomène morbide. A droite, la percussion donnait en arrière une matité de quatre travers de doigt tout à fait à la base et, dans un point de cette étendue, on percevait du souffle voilé et de l'égophonie. Ceci, joint à une saillie considérable du foie au niveau de l'épigastre, fit admettre un épanchement pleurétique entre le poumon et le diaphragme. — Mais si une ponction faite dans le huitième espace intercostal fit bien obtenir 1,500 gr. de liquide citrin, elle n'eut pas pour effet de diminuer la saillie hépatique. Le foie descendait jusqu'à l'ombilic et présentait sa face supérieure à l'épigastre et sous les fausses côtes, sans irrégularités ni tuméfaction en aucun point. Cette persistance de l'abaissement du foie fit penser qu'il pouvait bien aussi exister une lésion de ce côté sans qu'on pût en préciser la nature.

Le lendemain, le malade eut des crachats hémoptoïques manifestes qui durèrent jusqu'à sa mort (6 juin). Quelques râles sous-crépitants disséminés ont été les seuls signes stéthoscopiques observés pendant la courte durée de son séjour à l'hôpital.

Autopsie. — Epanchement abondant dans la plèvre droite, sans adhérence au poumon qui pût expliquer la localisation des signes à la base, lors de l'entrée du malade. — *Infarctus* très-considérable comprenant tout le lobe inférieur du côté droit. Le poumon gauche avait aussi à sa base un noyau noirâtre, mais gros seulement comme une prune. — Le *cœur* assez volumineux, flasque, n'avait aucune lésion d'orifice ; mais, à deux centimètres au-dessus des valvules aortiques, commençait une lésion de l'aorte caractérisée par des plaques dures, rugueuses, jaunes, crayeux, saillantes à la surface interne de l'artère, et ressortant sur un fond uniformément rouge.

Le *foie* était saillant comme on l'avait noté pendant la vie. Il n'offrait aucune adhérence avec les tissus voisins et on ne trouvait aucune trace de péritonite. Le volume de l'organe était très-augmenté et son poids atteignait 1,840 grammes. La face supérieure était un peu granulée, présentant un fond gris-rose légèrement opalin, sur lequel se détachaient des points jaunes... A la face inférieure, ces points plus volumineux étaient circonscrits par de petites lignes rouges donnant l'aspect de certains marbres. A droite du col de la vésicule, on voyait un petit mamelon dur, jaune, caséeux, faisant peu de saillie, reposant sur une base légèrement bosselée et de même couleur. Cet îlot avait en tout l'étendue d'une pièce de 5 francs et se trouvait séparé en arrière par un sillon assez profond, d'une saillie régulière, grosse comme la moitié d'une pomme et n'offrant à l'intérieur aucune altération notable de la couleur du foie qui était cependant rouge brun à ce niveau, sans aucun pointillé. — A *la coupe*, on voit le mamelon jaunâtre s'enfoncer dans le tissu hépatique et y former une tumeur grosse comme le poing, qui déterminait la saillie régulière située en arrière de l'îlot jaunâtre? Cette production est constituée par un tissu dur, un peu élastique, jaune pâle, rappelant un peu la couleur de la substance blanche du cerveau et disposée en îlots irréguliers se touchant presque par leurs bords que sépare un tissu gris rosé fibroïde, plus enfoncé que la partie voisine. Ce tissu forme aussi en certains endroits des points au lieu d'y être disposé en bande et se trouve alors isolé sur le fond jaunâtre plus saillant qui forme la plus grande partie de la tumeur. Le *tissu hépatique* attenant à cette production est un peu plus brun comme vascularisé dans une étendue qui ne dépasse pas un demi-centimètre. Mais, à part ce changement de coloration, les limites respectives des deux tissus sont très-tranchées.

Un petit îlot de la substance jaunâtre, gros comme une noisette, se trouve isolé en arrière de la masse principale et voisin de la paroi inférieure de la veine cave au niveau de son sillon hépatique et dans l'intérieur de laquelle il aurait pu faire saillie s'il s'était développé ultérieurement. Il existait de plus, vers la limite droite de la tumeur, un point ramolli et formant à ce niveau un détritus caséeux, peu abondant. Les voies biliaires et la vésicule ne présentaient aucune altération.

Examen microscopique fait par M. le Dr Malassez (1).

Il s'agit d'une gomme du foie. La masse informe répondant au centre dégénéré de la gomme était plus étendue, mais on trouvait toujours à ses limites extérieures la zone plus fortement colorée du tissu connectif et, au pourtour de cette bande, quelques cellules hépatiques altérées, comprimées dans les mailles du tissu fibreux.

Le tissu hépatique examiné un peu loin de la tumeur, en un point d'apparence normale à l'œil nu, a présenté dans une grande étendue de la préparation, les altérations de la cirrhose péri et intralobulaire. Celle-ci était même fort accusée en un point. Au pourtour, il existait deux ou trois lobules ne présentant que les lésions de la cirrhose périlobulaire, mais un grand nombre de leurs cellules hépatiques étaient en dégénérescence graisseuse.

DISCUSSION.

Anatomie pathologique. — Les lésions anatomiques que nous observons sont d'abord l'augmentation de volume du foie qui est considérable dans les deux cas.

L'atrophie ne survient que lorsque une lésion ancienne a déterminé une production riche en tissu cicatriciel, son poids

(1) *Progrès méd.*, 4 nov. 1876 et 10 mars 1877.

atteint 320 grammes (obs. XXIII) et 1840 grammes (obs. XXIV).

Chez l'enfant, la surface est lisse, un peu congestionnée avec une coloration légèrement jaunâtre sur le bord antérieur et sur le pourtour de la vésicule biliaire. Cette teinte a été rapprochée avec raison par M. Gubler de celle de la pierre à fusil.

Chez l'adulte, la face supérieure est un peu granulée, présentant un fond gris-rose légèrement opalin, sur lequel se détachent des points jaunes. A la face inférieure, ces points plus volumineux sont circonscrits par de petites lignes rouges donnant l'aspect de certains marbres.

La consistance est dure et résistante, surtout au niveau du bord antérieur qui est toujours le premier atteint par l'altération.

A la *coupe*, chez l'enfant, le fond du tissu présente une coloration formée d'un mélange de rose et de silex, le tout présente un semis de petits grains blanchâtres de ferme consistance.

Chez l'adulte, on voit un mamelon jaunâtre faisant peu de saillie à la surface, s'enfoncer dans le tissu hépatique et y former une tumeur grosse comme le poing. Cette production est constituée par un tissu dur, un peu élastique, jaune pâle, rappelant un peu la couleur de la substance blanche du cerveau et disposée en îlots irréguliers se touchant jusque par leurs bords que sépare un tissu gris-rosé fibroïde, plus enfoncé que la partie voisine. Ce tissu forme aussi en certains endroits des points, au lieu d'y être disposé en bandes, et se trouve alors isolé sur le fond jaunâtre plus saillant qui forme la plus grande partie de la tumeur.

Le *tissu hépatique* attenant à cette production est un peu plus brun comme vascularisé dans une étendue qui ne dépasse pas un demi-centimètre. Mais, à part ce changement de coloration, les limites respectives des deux tissus sont très-tranchées.

Un petit îlot de la substance jaunâtre, gros comme une noisette, se trouve isolé en arrière de la masse principale et voisin de la paroi inférieure de la veine cave au niveau de son sillon hépatique et dans l'intérieur de laquelle il aurait pu faire saillie s'il s'était développé ultérieurement. Il existe de plus vers la limite droite de la tumeur un point ramolli et formant à ce niveau un détritus caséeux, peu abondant. Les voies biliaires et la vésicule ne présentent aucune altération.

Le rapprochement de ces deux aspects du foie est très-intéressant. Nous voyons ici (obs. XXIII) la substance hépatique parsemée de petites granulations semblables à des grains de semoule; là, (obs. XXIV) des îlots irréguliers, plus ou moins étendus, constitués par un tissu dur, un peu élastique; ailleurs un point ramolli et formant à ce niveau un détritus caséeux, peu abondant. Ce sont là les trois degrés de la lésion, le nodule, la gomme récente, la gomme ancienne. Le foie n'offre aucune adhérence avec les tissus voisins et on ne trouve aucune trace de péritonite (obs. XXIV).

Nous avons à rechercher maintenant l'élément hépatique autour duquel s'est développé le tissu conjonctif. Chez l'enfant, cette prolifération a eu lieu autour des canalicules biliaires qui sont volumineux et remplis de cellules embryonnaires. Autour de quelques-uns d'entre eux, le tissu conjonctif renferme aussi des éléments embryonnaire nombreux; il y a donc une véritable périangiocholite, tandis que les vaisseaux sanguins sont normaux. Le tissu conjonctif se tient toujours à la périphérie des lobules qu'il délimite nettement : c'est la *sclérose périlobulaire.*

Les lobules présentent deux zones bien distinctes. A la périphérie, les cellules hépatiques sont rapprochées les unes des autres; à l'intérieur, au contraire, elles sont très-distantes, elles forment des traînées continues circonscrivant des espaces cinq fois plus volumineux qu'elles. Dans ces espaces on rencontre de nombreuses cellules embryonnaires et un certain nombre de cellules endothéliales tuméfiées. Supposons que la lésion soit plus ancienne, que le tissu conjonctif ait eu le temps de s'organiser, et nous avons une *sclérose péricellulaire*. Le tissu propre du foie et la néoformation conjonctive sont intimement mélangés, la plus grande partie du travail morbide s'effectue dans l'intérieur du lobule.

En outre, dans toute l'étendue du foie, on rencontre des nodules gommeux avec centre caséeux et périphérie embryonnaire. Ils sont situés dans l'intérieur des lobules; la plupart au point de contact de la périphérie des lobules et des travées conjonctives, lesquelles les séparent des vaisseaux interlobulaires : quelques-uns dans l'intérieur même du lobule. Nous avons donc en résumé une *sclérose périlobulaire* et *péricellulaire*.

Chez l'adulte, aux environs de la grosse tumeur que nous avons constatée à la coupe, les lobules sont dissociés; on aperçoit des travées de tissu conjonctif dans les mailles duquel se trouve une ou plusieurs cellules hépatiques déformées. Près de la tumeur on voit des travées fibreuses envoyant des prolongements dans l'intérieur des lobules, constituant les lésions de *sclérose péri* et *intralobulaire*. Un grand nombre des cellules hépatiques présentent la dégénérescence graisseuse. La gomme est entourée de bandes de tissu conjonctif.

Symptomatologie. — Nous avons vu que que le tissu conjonctif pouvait se développer au voisinage des vaisseaux, dans l'épaisseur de leur parois, au pourtour des canalicules biliaires ou bien encore à la périphérie des lobules et dans la trame conjonctive. Chaque localisation de la tumeur se traduira par conséquent au dehors par des symptômes différents et même nuls si la lésion n'intéresse aucun élément principal. Et alors, le médecin constatera la tuméfaction du foie ou son abaissement sans qu'il puisse préciser la nature de la lésion, à moins que les antécédents ou d'autres symptômes concomitants ne viennent éclairer le diagnostic. C'est dans ces sortes de cas que l'on apprécie la valeur du *tact médical.*

Chez notre petit malade, l'attention est de suite frappée par la distension du ventre, la dilatation des veines sous-cutanées de la paroi abdominale, l'augmentation de volume du foie et de la rate. Et le diagnostic découle naturellement de la constatation des autres phénomènes tels que : les taches cuivrées et les ulcérations siégeant aux commissures des lèvres. Bien que la mère soit indemne on peut affirmer que l'enfant est atteint de syphilis hépatique.

Par contre, le malade de l'obs. XXIV se présente avec des troubles respiratoires tellement prononcés qu'on ne se préoccupe que de sa cyanose, de sa respiration fréquente, de sa parole entrecoupée et de la turgescence de son système veineux. L'anxiété qui rendait difficile l'interrogatoire du malade, la mort survenue rapidement n'ont pas permis de rechercher la nature de la lésion qui déterminait l'abaissement du foie.

On comprend aisément que l'ictère soit inconstant et même rare ; notre petit malade était pâle, tandis qu'il avait une périangiocholite, L'hyperplasie du tissu conjonctif situé autour des canaux biliaires n'entraîne pas nécessairement leur inflammation.

M. Gubler cite l'observation d'un enfant qui a présenté des symptômes de péritonite. Il survint des vomissements, de la diarrhée suivie de constipation ; le pouls s'accéléra et le malade mourut le quatrième jour.

Le DIAGNOSTIC dépend de la forme que revêt la sclérose

syphilitique. Facile quand la syphilis est congénitale, il est entouré de difficultés dans la syphilis acquise. Toutes les fois qu'on soupçonne une sclérose du foie, le médecin doit toujours se poser la question de la syphilis au même titre que celle de l'alcoolisme ou de l'intoxication paludéennne.

Le PRONOSTIC de la syphilis viscérale chez les enfants est toujours désastreux ; il n'y a pas d'exemple de guérison d'hépatite syphilitique chez les nouveau-nés, tandis que chez les adultes on voit des gommes du foie, même volumineuses, céder au traitement.

Le TRAITEMENT que M. Potain a institué, mais qui n'a duré qu'un jour, puisque l'enfant est mort le soir même, a consisté à administrer la médication anti-syphilitique à la mère dans le double but : 1° de la mettre à l'abri d'accidents pour les cas où elle gagnerait la syphilis de son enfant ; 2° de faire passer dans son lait une quantité de mercure, sans doute très-minime, puisque les réactifs ne décèlent pas le mercure dans le lait d'une femme soumise à ce traitement.

L'administration du mercure à l'intérieur chez les enfants altérent rapidement les fonctions digestives : les frictions mercurielles irritant et accélérant la peau avec facilité ; les bains de sublimé n'ayant que des effets aléatoires et mal déterminés, M. Potain se propose d'employer, dans un cas analogue, les *injections hypodermiques* d'une solution de sublimé (1). Cette manière d'administrer le mercure aurait l'avantage de doser exactement la quantité de mercure absorbée par l'enfant.

Le meilleur traitement à opposer aux gommes, et le plus propre à faciliter leur résorption, c'est l'iodure de potassium, médicament dont Wallace (2) a fait connaître la valeur et que Ricord et Bassereau ont vulgarisé.

(1) Loco citato.

(2) *Journal des Connaissances médico-chirurg.*, t. IV, p. 157 (traduction).

On administre d'abord une dose de 50 centigr. à 1 gr., puis on augmente graduellement de façon à donner 2 gr. par jour. Ricord le donne depuis 3 gr. jusqu'à 6 gr.; il l'administre souvent dans un sirop amer. Il est cependant des cas rebelles à ce traitement, qui cèdent rapidement à la médication mixte, au sirop de Gibert, par exemple. L'état de la nutrition du malade exige dans presque tous les cas que celui-ci prenne une nourriture forte et substantielle. Aux malades très-épuisés on peut prescrire aussi, outre l'iode, une préparation de fer et de quinquina ou de l'huile de foie de morue.

CHAPITRE IX.

CARACTÈRES DIFFÉRENTIELS DES DIVERSES FORMES DE SCLÉROSE HÉPATIQUE.

L'étude que nous venons de faire de chacune des diverses variétés de sclérose du foie, serait incomplète ; elle ne laisserait dans l'esprit du lecteur, que des idées plus ou moins confuses, si nous n'avions le soin de les rapprocher les unes des autres, afin d'en montrer les analogies et d'en établir les différences. Ce tableau sera comme une dernière lueur que nous essayerons de répandre sur cette question longue, difficile, encore entourée de ténèbres. La lumière ne tardera pas à se faire. Armée de l'expérimentation et du microscope, la médecine raisonnée d'aujourd'hui fait de rapides progrès parce que la physiologie et la clinique se donnent la main et marchent de front. Le physiologiste observe une expérience qu'il a lui-même apprêtée ; le clinicien observe une expérience que la nature s'est réservé le soin de préparer ; à lui d'observer, à lui de déduire, à lui de remonter à la cause, à lui de découvrir la lésion. Cela fait, il appelle à son aide l'expérimentation et renouvelle l'expérience à son gré, afin de contrôler ses premières études. C'est ainsi que notre savant professeur d'Anatomie pathologique, se guidant sur des recherches antérieures, a pu produire dans son laboratoire, les lésions de la sclérose hypertrophique avec ictère chronique, par la ligature du canal cholédoque chez les animaux (1). C'est un grand progrès dans l'étude de l'affection que nous étudions.

. Véritable Protée, la sclérose nous présente une unité de lésion et une multiplicité de formes, à la recherche desquelles tendent aujourd'hui tous les efforts afin de constituer autant de types cliniques et anotomiques différents.

PATHOGÉNIE. — La *sclérose atrophique* est d'*origine veineuse*. L'irritation qui s'exerce sur la paroi interne de la veine porte se propage à travers les tuniques des vaisseaux au tissu conjonctif voisin. Celui-ci devient le siége d'une prolifération active, mais ne se développe jamais qu'en dehors des lobules. Plus tard il se rétracte tout en comprimant et atrophiant insensiblement vaisseaux et lobules. Le tissu fibreux enserre les lobules : c'est une sclérose simplement *périlobulaire*.

Les troubles fonctionnels déterminés par ces changements anatomiques peuvent être physiologiquement résumés ainsi :

1° Entrave du cours du sang dans les veines portes et sus-hépatiques ;

2° Trouble de la fonction sécrétoire du foie, depuis une diminution légère jusqu'à une suppression complète ;

(1) *Ligature du canal cholédoque*, par MM. Charcot et Gombaut. In Archiv. Phys., 1876, p. 272.

3° Trouble de l'action du foie sur les métamorphoses organiques et sur la dépuration du sang; en d'autres termes, trouble de la digestion et de l'hématose hépatique (Jaccoud).

La *sclérose cardiaque* est également d'*origine veineuse* ; mais, nous n'avons pas ici, comme dans la forme précédente, une congestion active des parois vasculaires. Une congestion passive, mécanique et une stase veineuse dans les veines sus-hépatiques, font distendre les veines centrales des lobules et, par suite, les capillaires qui relient la veine intralobulaire aux vaisseaux périlobulaires. Aussi le développement du tissu conjonctif qui joue là un rôle prédominant, n'est-il ici qu'accessoire. Les troubles qui en résulteront seront consécutifs 1° à la gêne de la circulation dans la veine cave inférieure déterminée par les désordres valvulaires ; 2° à la stase du sang dans les veines sus-hépatiques ; 3° à la compression et à l'atrophie des cellules hépatiques. La sclérose ne survient le plus souvent qu'à une période très-avancée de la maladie ; le tissu conjonctif de nouvelle formation se développe autour des veines centrales dilatées des îlots et de la veine sus-hépatique, il leur forme comme un manchon et ne constitue pas un cercle complet autour de chaque lobule hépatique.

La *sclérose hypertrophique avec ictère chronique* est d'*origine biliaire*. Les lésions des canalicules biliaires dominent toute la scène morbide. Ceux-ci deviennent le siége d'un développement considérable. Une angiocholite suivie d'une périangiocholite détermine une irritation chronique du tissu conjonctif qui prolifère. Ce tissu se développe en dehors et en dedans des lobules ; s'il fait disparaître les lobules, c'est en s'interposant aux cellules et en se substituant à elles à mesure qu'elles disparaissent. Sa rétraction est à peu près insensible à cause des développements considérables des voies biliaires. Nous avons donc une sclérose *péri* ou *intralobulaire* avec néoformation ou dilatation des canalicules biliaires.

La *sclérose hypertrophique sans ictère* est-elle d'origine biliaire ? ne serait-elle pas plutôt d'origine veineuse avec une simple dilatation des canaux biliaires ? Ceux-ci ne présentent aucune prolifération des cellules épithéliales. La sclérose est *perilobulaire.*

Les deux formes mixtes, la *sclérose atrophique avec ictère* et la *sclérose hypertrophique avec ascite* sont-elles l'une d'origine veineuse, l'autre d'origine biliaire avec propagation des processus inflammatoires d'un système à l'autre : oubien ont-elles chacune une double origine ? Les deux hypothèses peuvent, selon nous, se produire. Dans les deux cas la sclérose est extra et intra-lobulaire.

La *sclérose syphilitique* consiste dans un développement au centre même du lobule, du tissu conjonctif qui isole les cellules les unes des autres ; c'est la sclérose *péricellulaire.* Il arrive aussi que le tissu fibreux qui entoure les gommes se continue autour des lobules hépatiques voisins; la sclérose est dans ce cas, *péri* et même *intra-lobulaire.*

Quelle peut être la cause de la distribution que présentent les bandes de tissu conjonctif dans la sclérose atrophique et la sclérose hypertrophique avec ictère chronique ? Voici l'explication que nous proposons à titre de pure hypothèse. Dans la lésion d'origine veineuse, l'irritation déterminée sur la paroi interne des vaisseaux sera d'autant plus intense, que le sang aura un contact plus étendu avec ces parois et se propagera avec une rapidité qui sera en rapport avec la faible épaisseur des tuniques vasculaires et leur irrigation par les vasa-vasorum. Les canalicules interlobulaires semblent remplir ces conditions ; l'irritation qui se développera à leur niveau s'accompagnera d'une hyperplasie de tissu conjonctif qui les enserrera, diminuant ainsi la quantité de sang qui passera dans les capillaires ; la lésion sera ainsi limitée à la périphérie du lobule, la sclérose sera périlobulaire.

Dans la sclérose hypertrophique avec ictère chronique, le foyer de l'irritation siége dans les canaux et canalicules biliaires ; leur lumière est obstruée par la prolifération épithéliale qui s'effectue, la bile ne circule plus ; cependant la sécrétion continuant, et toute issue lui étant interdite, elle devra dilater les canaux excréteurs qui les renferment ; cette distension suffirait peut-être pour déterminer une hyperplasie du tissu conjonctif environnant.

La sclérose serait ainsi à la fois extra et intra-lobulaire.

Anatomie pathologique. — Un foie petit, lobulé, jaune roux, résistant, dont la surface de section est plus ou moins granuleuse, caractérise la *sclérose atrophique*. La veine porte est oblitérée, les canalicules fins sont comprimés, tandis que les gros sont sains ; les lobules sont nettement circonscrits, et les cellules hépatiques sont pigmentées. Dans la *sclérose hypertrophique avec ictère chronique*, le foie est gros, bosselé ou granuleux, vert-olive pâle, induré, jaunâtre à la coupe ; la veine porte est normale, les canaux biliaires sont très-dilatés et oblitérés par des cellules épithéliales ; les lobules hépatiques sont circonscrits et dissociés par des éléments fibrillaires ; leurs cellules sont en partie en dégénérescence graisseuse et renferment du pigment biliaire.

Le foie de la *sclérose hypertrophique sans ictère* est gros, mamelonné, gris jaunâtre ou café au lait, induré, résistant, criant sous le scalpel, présentant à la coupe des granulations jaunâtres du volume d'un grain de millet à un grain de chènevis, les canalicules biliaires sont dilatés, les lobules enserrés par une zone conjonctive, les cellules sont graisseuses et nullement atrophiées.

La *sclérose atrophique mixte* se fait remarquer par un foie petit, gris verdâtre ou gris avec des grains jaunâtres dont les dimensions peuvent atteindre celles d'un grain de chènevis ; il est flasque, à granulations fines et serrées, se déchire ; peut présenter à la coupe deux zones bien tranchées, l'une blanc jaunâtre, indurée ; l'autre jaune verdâtre, ramollie ; les canalicules biliaires sont dilatés, obstrués par des cellules épithéliales ; les lobules sont dissociés ; les cellules hépatiques sont pigmentées et disposées en îlots irréguliers.

Dans la *sclérose hypertrophique mixte*, le foie est gros, grisâtre, vert-épinard ou rouge, à granulations fines, dur ; sa surface de section est rousse, et renferme des îlots jaunes et verdâtres ; les canaux biliaires sont dilatés sur certains points; sur d'autres, ce sont les vaisseaux sanguins ; les lobules sont ici nettement limités ; là crénelés sur leurs bords ; les cellules hépatiques, séparées sur certaines parties, constituent ailleurs un lobule normal.

Le *foie cardiaque* est gros, lisse ; chaque lobule est formé de deux zones bien distinctes ; l'une périphérique, grise ; l'autre centrale, rouge. A la coupe, il est ferme, et l'on voit les lobules isolés avec leur double coloration rouge et jaune ; les capillaires sanguins sont dilatés ; les veines sus-hépatiques sont également dilatées, mais indemnes, si ce n'est à la période d'atrophie rouge où le tissu fibreux entoure ces vaisseaux comme d'un manchon ; les cellules hépatiques sont comprimées et remplies de gouttelettes graisseuses.

Le plus souvent gros, lisse, congestionné, légèrement jaunâtre, le *foie syphilitique* est parsemé à sa surface de granulations semblables à des grains de semoule, et alors l'aspect de la coupe est uniforme, les lobules conservant leurs rapports habituels, et la plus grande partie du travail morbide s'effectuant dans leur intérieur ; la coloration est celle de la pierre à fusil ; les canalicules biliaires sont volumineux, remplis de cellules ; les lobules hépatiques présentent ce caractère singulier de renfermer à leur périphérie des cellules très-rapprochées les unes des autres, et à leur centre des cellules distantes des cellules voisines ; celles-ci sont plus ou moins déformées par les travées conjonctives, et elles ont subi en partie la dégénérescence graisseuse.

Dans d'autres cas, le foie syphilitique cirrhosé peut être hypertrophié et lisse, mais il se distingue des précédents en ce qu'il est parcouru par des tractus épais qui le coupent et le circonscrivent en petites portions de la manière la plus irrégulière. Ces bandes fibreuses, plus denses et plus organisées que celles de la sclérose atrophique alcoolique lorsqu'elles pénètrent dans un lobule, elles le fragmentent plutôt qu'elles ne l'infiltrent ; c'est cette disposition que M. Hayem a proposé de nommer sclérose rubanée. Les acini comprimés, disséminés, taillés en morceaux par les bandes fibreuses, s'atrophient et la plupart des cellules s'altèrent ; aussi l'organe ne tarde-t-il pas à s'atrophier et à diminuer de plus en plus de volume. On trouve dans ces bandes fibreuses de petites gommes microscopiques.

Dans une troisième variété, enfin, le foie syphilitique peut présenter des masses d'une couleur variable, faisant à la surface une saillie plus ou moins prononcée, d'une consistance élastique, apparaissant sous un aspect granuleux, amorphe, ne présentant aucun tissu défini. Ces tumeurs sont limitées à leur pourtour par une bande mince de tissu connectif. Plus en dehors on aperçoit des travées de tissu conjonctif, dans les mailles duquel se trouvent une ou plusieurs cellules hépatiques déformées, granuleuses et ratatinées. Ces cellules augmentent de nombre à mesure qu'on s'éloigne de la masse gommeuse et finissent par retracer dans leur disposition la forme des lobules hépatiques. Mais là encore se voient, entre les lobules, des travées fibreuses de cirrhose périlobulaire envoyant des prolongements dans l'intérieur des lobules. Un grand nombre de cellules qui entrent dans la constitution de ces lobules présentent la dégénérescence graisseuse.

Symptomatologie. — Le *volume du foie*, très-gros dans la sclérose hypertrophique avec ictère chronique et hypertrophique mixte, l'est moins dans les variétés cardiaque, syphilitique ; il dépasse à peine le volume normal dans la période de début de la sclérose atrophique, dans la sclérose hypertrophique sans ictère et dans la sclérose atrophique mixte. Il est diminué dans la sclérose atrophique simple.

L'*ictère*, à peu près constant dans la sclérose hypertrophique, est rare dans la sclérose atrophique (existe dans la forme mixte) et exceptionnel et inconstant dans les formes cardiaque et syphilitique. Sa présence témoigne d'une lésion desvoies biliaires.

L'*ascite* est sous la dépendance de tout obstacle à la circulation de la veine porte. Fréquente dans la sclérose cardiaque, constante dans la sclérose atrophique, elle manque à peu près toujours dans la sclérose hypertrophique (sauf dans la forme mixte), si ce n'est à la dernière période de la maladie où elle peut survenir. Le moment de son apparition importe beaucoup au diagnostic. L'ascite déterminée par une lésion du cœur ne se montre jamais avant que la pression veineuse ait produit dans les membres inférieurs une extravasation séreuse, de l'œdème ; elle apparaît, au contraire, les membres inférieurs étant encore sains, lorsqu'elle est le résultat d'une inflammation de la veine porte.

Les *veines sous-cutanées abdominales*, qui ne sont que rarement développées dans la sclérose hypertrophique (forme mixte), le sont souvent dans la sclérose cardiaque et syphilitique et deviennent variqueuses dans la sclérose atrophique ; elles ne font qu'exceptionnellement défaut dans cette dernière variété (forme anomale).

L'*œdème des membres inférieurs* résultant également d'une congestion veineuse, accompagne toujours la sclérose cardiaque, très-souvent la sclérose atrophique (forme anomale) et ne se montre dans la sclérose hypertrophique que dans les cas rares où il y a de l'ascite (forme mixte). Ainsi que nous l'avons déjà fait remarquer, cet œdème est antérieur à l'ascite dans la sclérose cardiaque ; il lui est consécutif dans la variété atrophique.

La *tuméfaction de la rate*, constante dans la plupart des cas, est plus prononcée quand il y a une hypertrophie du foie.

Les *troubles gastro intestinaux*, assez fréquents dans la sclérose hypertrophique par suite de la gêne de la circulation biliaire, sont plus accusés dans la sclérose cardiaque et à peu près constants dans la sclérose atrophique. Dans cette dernière variété, les troubles digestifs sont ceux du catarrhe intestinal chronique avec météorisme résultant de l'ascite et de la paralysie des muscles intestinaux ; mais les phénomènes de catarrhe et de diarrhée sont souvent précédés d'une période de constipation pendant laquelle les matières fécales sont normales, très-sèches ou décolorées, argileuses ; changements subordonnés à l'état de la sécrétion biliaire et à l'évacuation de la bile contenue dans l'intestin.

Les *hémorrhagies* sont subordonnées à la tension veineuse dans les variétés atrophique et cardiaque, tandis que dans la sclérose hypertrophique avec ictère, elles résultent des modifications que l'ictère a imprimées ou au sang ou aux parois vasculaires.

La *perte de force* et l'*amaigrissement* sont, dans tous les cas, lents et progressifs, si ce n'est dans certaines observations de syphilis acquise où les lésions restent longtemps latentes.

La sclérose cardiaque est dans un rapport constant avec la lésion valvulaire et les contractions du cœur. La sclérose syphilitique se développe proportionnellement à l'état de la constitution du sujet infecté, et au nombre et au siége des autres lésions de même ordre. Les scléroses atrophique et hypertrophique avec ictère chronique ont une *marche* insidieuse, plus ou moins lente, qui peut durer plusieurs années. Les deux formes sont-elles réunies chez le même individu, l'affection évolue plus rapidement. L'évolution a été de un an dans un cas d'atrophie à forme mixte et avec ictère ; elle n'a jamais dépassé quatre mois dans la sclérose hypertrophique avec ascite.

La *mort* est l'issue fatale de la maladie quelle que soit la forme qu'elle revêt, si nous en exceptons pourtant la sclérose syphilitique et la sclérose atrophique quand elle est traitée dès le début. Elle survient dans la sclérose atrophique confirmée, par l'aggravation progressive des troubles généraux de la troisième période (anorexie, troubles digestifs, dyspnée), au milieu des symptômes d'une profonde cachexie. Elle survient dans la sclérose hypertrophique, par péritonite consécutive à la propagation de l'irritation dont le foie augmenté de volume est le siége ; ou au milieu des symptômes de l'ictère grave qui résulte des troubles de l'hématose hépatique et de la présence dans le sang de la matière biliaire ainsi que des principes provenant de la décomposition des matières azotées. Dans les formes mixtes, elle relève le plus souvent de la lésion prédominante.

TABLE DES MATIERES

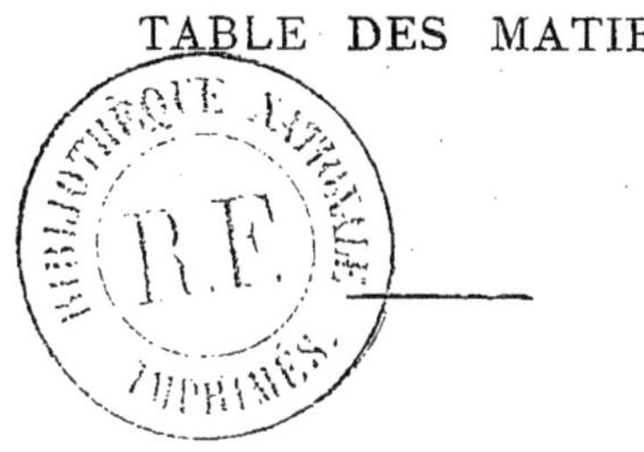

Paris. — A. Parent, imprimeur de la Faculté de Médecine, rue M.-le-Prince, 29-31.

NOUVELLES PUBLICATIONS DE LA LIBRAIRIE V. ADRIEN DE[illegible]

Des diarrhées chroniques, et de leur traitement par les Eaux [illegible] par le docteur BOTTENTUIT, ancien interne des hôpitaux de Paris, [illegible] chef de la *France Médicale*, médecin consultant aux eaux de Plombières, [illegible]

Guide médical aux Eaux de Plombières, par les docteurs [illegible] HUTIN, avec 18 gravures et un plan des environs. Édition [illegible], relié [illegible]

Traité pratique des maladies des reins, par S. ROSENSTEIN, professeur de clinique médicale à Grœningue. Traduit de l'allemand par les docteurs [illegible] et LABADIE-LAGRAVE. 1 vol. in-8 .... 10 fr.
Cartonné .... [illegible]

Le diabète sucré et son traitement diététique, par A. CANTANI, professeur et directeur de clinique médicale à l'Université royale de Naples. Ouvrage traduit et annoté par le Dr H. CHARVET. 1 vol. in-8, avec 3 planches. Broché .... [illegible]

Maladies chirurgicales du pénis, par J.-N. DEMARQUAY, chirurgien de la Maison municipale de santé, membre de l'Académie de médecine. Ouvrage publié par les docteurs G. VŒLKER et J. CYR. 1 vol. in-8, avec figures dans le texte et 4 planches en chromolithographie. Broché .... 11 fr.
Cartonné .... 12 fr.

Leçons de clinique médicale, faites à l'hôpital de la Charité, par le professeur JACCOUD. 1 fort vol. in-8 de 878 pages, avec 29 figures et 11 planches en chromolithographie, 3e édition, avec un joli cartonnage en toile .... 16 fr.

Leçons de clinique médicale, faites à l'hôpital Lariboisière par le professeur JACCOUD. 2e édit. 1 vol. in-8 accompagné de 10 planches en chromolith. Cartonné. 16 fr.

Traité d'anatomie descriptive, avec figures intercalées dans le texte, par PL.-C. SAPPEY, professeur d'anatomie à la Faculté de médecine de Paris, etc. 3e édition entièrement refondue, 4 vol. in-8. 1876-1877 .... 50 fr.
Cartonné .... 55 fr.
Quelques exemplaires sur papier vélin .... 80 fr.

Leçons de clinique obstétricale, professées à l'hôpital des Cliniques, par le Dr DEPAUL, professeur de clinique d'accouchements à la Faculté de médecine de Paris, membre de l'Académie de médecine, rédigées par M. le Dr DE SOYRE, chef de clinique, revues par le professeur. 1 vol. in-8, avec figures intercalées dans le texte .... 16 fr.

Clinique médicale, par le Dr GUENEAU DE MUSSY, médecin de l'Hôtel-Dieu, membre de l'Académie de médecine, etc. 2 vol. in-8 .... 24 fr.

Traité pratique des maladies du larynx, précédé d'un Traité complet de laryngoscopie, par le Dr CH. FAUVEL, ancien interne des hôpitaux de Paris. 1 vol. in-8, avec 144 figures dans le texte et 20 planches, dont 7 en chromolithographie. Broché .... 20 fr.
Cartonné .... 21 fr.

L'ancienne Faculté de médecine de Paris, par M. CORLIEU. 1 vol. petit in-8 de 283 pages. 1877 .... 5 fr.

Les causes de la gravelle et de la pierre étudiées à Contrexéville pendant neuf années de pratique médicale, par DEBOUT. 1 vol. in-8 de 138 pages avec 32 figures dans le texte. 1876 .... 3 fr.

Essai sur les variations de l'urée et de l'acide urique dans les maladies du foie, par GENEVOIX. In-8 de 107 pages. 1876 .... [illegible]

Traité d'anatomie pathologique, par M. LANCEREAUX, professeur agrégé à la Faculté de médecine de Paris, médecin des hôpitaux, etc. Tome I. Anatomie pathologique générale. 1 fort vol. in-8 de 838 pages avec 267 figures intercalées dans le texte. 1877. 20 fr. Cartonné .... [illegible]

Leçons sur les affections de l'appareil lacrymal comprenant la glande lacrymale et les voies d'excrétion des larmes, par MM. PANAS et CHAMOIN. 1 vol. in-8 avec figures dans le texte. 1877 .... 5 fr.

Leçons cliniques sur les maladies du cœur, professées à l'Hôtel-Dieu de Paris, par M. BUCQUOY. *Troisième édition*, 1 vol. in-8 de 170 pages, avec [illegible] dans le texte, cartonné en toile. 1873 .... [illegible]

Leçons cliniques sur la syphilis étudiée plus particulièrement chez la [illegible] par M. Alfred FOURNIER, professeur agrégé, médecin de l'hôpital de Lourcine. [illegible] vol. in-8 avec tracés sphygmographiques. 1873. Br. 15 fr. Cart. [illegible]

Fracastor : la Syphilis, 1530 ; le Mal français, 1546, [illegible] FOURNIER ; traduction et commentaire. 1 vol. in-12 de 210 pages. [illegible]

Paris. — Typ. A. PARENT, imp. de la Faculté de médecine, rue M.-le-Prince, [illegible]

www.ingramcontent.com/pod-product-compliance
Ingram Content Group UK Ltd.
Pitfield, Milton Keynes, MK11 3LW, UK
UKHW021042200726
13857UKWH00003B/777